Ein- und zweidimensionale
Echokardiographie

Ein- und zweidimensionale Echokardiographie

Eine Einführung

Siegfried Moltzahn
Unter Mitarbeit von Majid Zeydabadinejad

198 Abbildungen

1992
Georg Thieme Verlag
Stuttgart · New York

Dr. med. Siegfried Moltzahn
Chefarzt
der Medizinischen Abteilung
Marienhospital Ankum
4554 Ankum

Dr. med. Majid Zeydabadinejad
Medizinische Abteilung
Marienhospital Ankum
4554 Ankum

Die Deutsche Bibliothek – CIP-Einheitsaufnahme

Moltzahn, Siegfried:
Ein- und zweidimensionale Echokardiographie : eine Einführung / Siegfried Moltzahn. Unter Mitarb. von Majid Zeydabadinejad. – Stuttgart ; New York : Thieme, 1992

Wichtiger Hinweis: Wie jede Wissenschaft ist die Medizin ständigen Entwicklungen unterworfen. Forschung und klinische Erfahrung erweitern unsere Erkenntnisse, insbesondere was Behandlung und medikamentöse Therapie anbelangt. Soweit in diesem Buch eine Dosierung oder eine Applikation erwähnt wird, darf der Leser zwar darauf vertrauen, daß Autoren, Herausgeber und Verlag große Sorgfalt darauf verwandt haben, daß diese Angabe dem Wissensstand bei Fertigstellung des Buches entspricht.
Für Angaben über Dosierungsanweisungen und Applikationsformen kann vom Verlag jedoch keine Gewähr übernommen werden. Jeder Benutzer ist angehalten, durch sorgfältige Prüfung der Beipackzettel der verwendeten Präparate und gegebenenfalls nach Konsultation eines Spezialisten, festzustellen, ob die dort gegebene Empfehlung für Dosierungen oder die Beachtung von Kontraindikationen gegenüber der Angabe in diesem Buch abweicht. Eine solche Prüfung ist besonders wichtig bei selten verwendeten Präparaten oder solchen, die neu auf den Markt gebracht worden sind. Jede Dosierung oder Applikation erfolgt auf eigene Gefahr des Benutzers. Autoren und Verlag appellieren an jeden Benutzer, ihm etwa auffallende Ungenauigkeiten dem Verlag mitzuteilen.

Rüdigerstraße 14
D-7000 Stuttgart 30
Printed in Germany

Satz: Gulde-Druck, Tübingen
Druck: Druckhaus Götz, Ludwigsburg
Buchbinder: Held, Rottenburg

ISBN 3-13-786501-8

1 2 3 4 5 6

Meiner Frau Anita in Dankbarkeit gewidmet

Vorwort

Lange Zeit habe ich mir überlegt, wie man die Echokardiographie den interessierten Kollegen so darstellt, daß sie nicht als geheimnisumwobenes Gebiet, sondern als eine jederzeit erlernbare Methode angewandt werden kann.

Durch langjährige Kurse habe ich die Erfahrung gewonnen, daß die Echokardiographie eine von Außenstehenden immer als besonders schwere und nicht begreifbare Untersuchung angesehen wird. Besonders motiviert durch meinen Kollegen und Freund Ludwig Föcking und durch Kursveranstaltungen und Vorträge in Sachsen während der historischen Jahre 1990, 1991 entstand der Gedanke, die Echokardiographie auch in schriftlicher Form darzulegen.

Nicht das Interesse nach Öffentlichkeit, sondern der Wunsch, diese wunderbare Methode möglichst einfach darzustellen und die Kollegen für dieses Gebiet zu begeistern, ist der Sinn dieser Niederschrift. Es ist daher *nicht als Lehrbuch, sondern als Einführung* in die Echokardiographie zu verstehen. Der Einstieg erfolgt daher mit der Wiederholung der Kenntnisse der absolut wichtigen topographischen Anatomie, der Physiologie und der Elektromechanik des Herzens.

Allen bekannten Echokardiographen möchte ich an dieser Stelle für ihre geschaffenen Erkenntnisse und Grundlagenforschungen, für ihre hervorragenden Arbeiten auf diesem Gebiet meine Hochachtung aussprechen. Ohne sie wäre es nicht möglich, daß die Echokardiographie heute in der Kardiologie einen so hohen Stellenwert hat. Herauszuheben sind u.a. die Standardwerte von H. Feigenbaum, E. Most, R. Erbel, P. Grube, P. Hanrath, P. Bubenheimer, E. Köhler, G. Biamino, S. Effert, W. Bleifeld.

Dieses Buch entstand in enger täglicher Zusammenarbeit mit meinem Kollegen Dr. Majid Zeydabadinejad, dem ich an dieser Stelle für sein großes Engagement und seine unermüdliche Leistung besonders danke. Der Fa. Heinrich Mack Nachf., insbesondere Herrn H. Wehr, und dem Georg Thieme Verlag, hier Frau Hein und Herrn Helms, sage ich besonderen Dank für ihre ständige Aufmunterung, dieses Buch zu Ende zu bringen. Herrn Cornford sei an dieser Stelle herzlich für seine exzellente Umsetzung der graphischen Darstellungen gedankt.

S. U. Moltzahn

Inhaltsverzeichnis

1. Betrieb und Technik des Ultraschalls

Physikalische und technische Vorbemerkungen

Ultraschall ist eine Bezeichnung für mechanische Wellen einer Frequenz von 16000–10^{10} Hz, die jenseits der menschlichen Hörfähigkeit liegt. In der medizinischen Diagnostik werden Frequenzen der Größenordnung von 1–10 MHz verwendet.

Frequenzeinteilung der Schallwellen:

Frequenzbereich (Hz)	Bezeichnung
0–16	Infraschall
16–18000	Hörschall
18000–10^{10}	Ultraschall
mehr als 10^{10}	Hyperschall

Ultraschallwellen werden an anatomischen Organgrenzen und ihren Binnenstrukturen (Septen, Gefäßen, Stützgewebe etc.), die akustische Grenzflächen darstellen, teilweise nach den bekannten Gesetzen der Lichtwellenoptik reflektiert und durch ihre reflektierenden Echos über Bildschirmgeräte (Monitore) sichtbar gemacht (Abb. 1.**1**).

Zur Erzeugung des Ultraschalls werden polargebaute Kristalle in einem elektrischen Wechselfeld zu mechanischen Schwingungen angeregt, die mechanische Wellen an die Umgebung abgeben. Diese Kristalle werden sowohl als Sender und gleichzeitig auch als Empfänger benutzt (Abb. 1.**2**).

Entsprechend der lichtstrahlähnlichen Charakteristik von Ultraschallwellen wird somit eine 2dimensionale, photometrisch exakte Darstellung der durchschallten Region möglich, es resultiert das maßstabgetreue Schnittbild einer zu untersuchenden Körperregion (Abb. 1.**3**).

Beim Ultraschall dient der Echoempfänger gleichzeitig als Sender, wobei auf einen kurzen Sende-Impuls, ca. 1 Mikro-Sekunde, eine relativ lange Empfangzeit, 500 Mikro-Sekunden, folgt. Somit werden pro Sekunde etwa 1000 Impulse gesendet und 2 Impulse empfangen (Abb. 1.**4**).

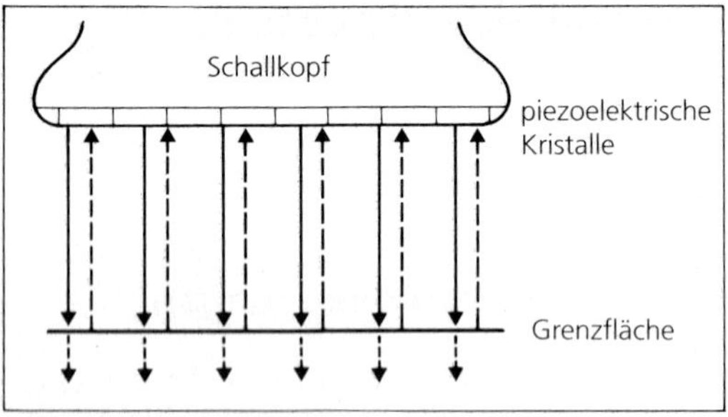

Abb. 1.**1**
Reflexion der Schallwellen an Grenzflächen.

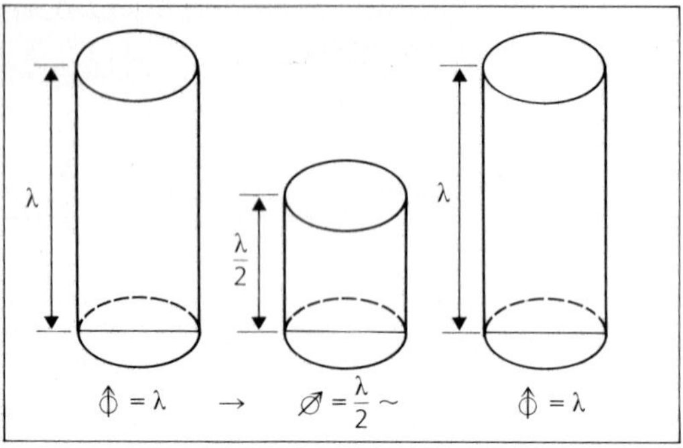

Abb. 1.**2**
Erzeugung der Schallwellen durch piezoelektrische Kristalle im elektrischen Feld.

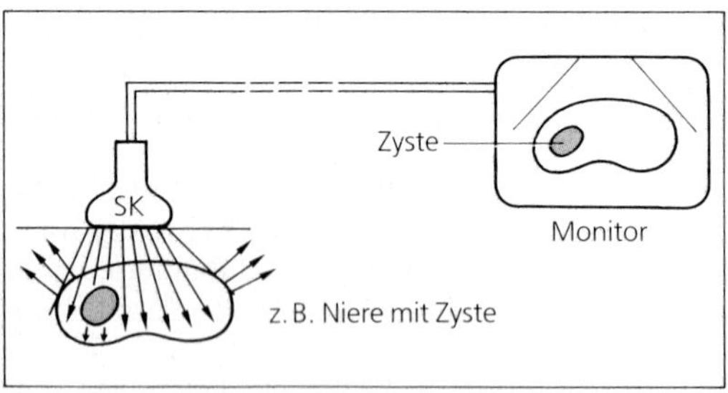

Abb. 1.**3**
Maßstabgetreues 2D-Bild der durchschallten Region.

Das Auflösungsphänomen des Ultraschalls ist definiert aus dem kleinsten Abstand zweier Bildpunkte, die eben gerade noch getrennt dargestellt werden können. Dabei unterscheidet man das bessere Auflösungsvermögen in axialer Schallrichtung und das etwas schlechtere Auflösungsphänomen in lateraler Schallausbreitung. Die laterale Querauflösung beträgt bei modernen Multiarrayelementen bei Frequenzen von etwa 2,5–3,5 MHz ca. 2 mm und die axiale Auflösung etwa 1–2 mm (Abb. 1.**5**).

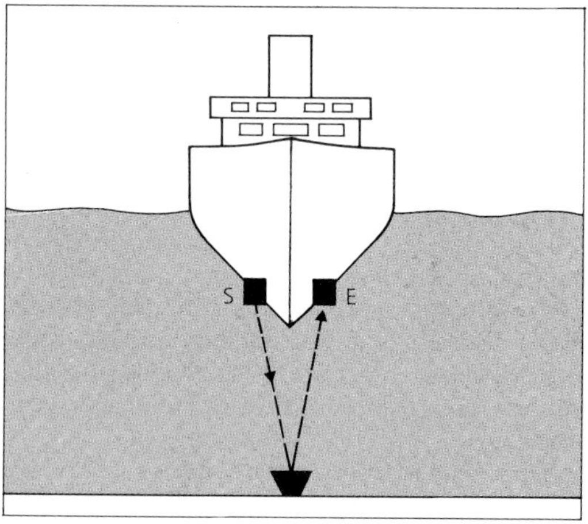

Abb. 1.**4**
Schallkopf als Sender und Empfänger der Schallwellen (nach Bohm).

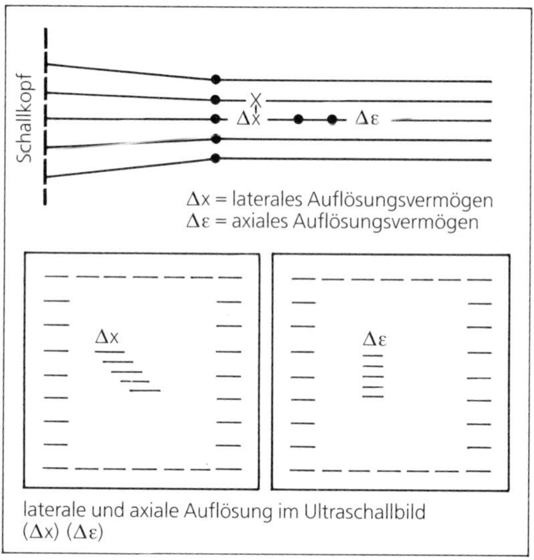

Abb. 1.**5**

Im menschlichen Gewebe wird der Ultraschall durch Absorption, Streuung, Brechung und Reflexion verändert. Die Absorption bewirkt eine Umwandlung der Ultraschallenergie in Wärme, die als eine Art Bremsung der Teilchenschwingung vorzustellen wäre.

Die Streuung entsteht durch Abspaltung von Teilwellen aus den ursprünglichen Schallstrahlen an Rauhigkeiten der zu durchschallenden Gewebeschichten. Absorption und Streuung führen im Gewebe zu einer Schwächung des Ultraschalls. Die Brechung spielt in der medizinischen Diagnostik keine wesentliche Rolle.

An Grenzflächen bzw. an Geweben unterschiedlicher akustischer Eigenschaften (Impedanz) wird der Ultraschall ganz oder teilweise reflektiert, wobei hier die bekannten Gesetze der Reflexion geltend gemacht werden. Treffen Schallwellen auf Grenzflächen zweier Medien, wird ein Teil reflektiert, der andere, größere Teil transmittiert. Da die akustischen Grenzflächen im Verhältnis zur Wellenlänge rauh sind, entsteht an den Grenzflächen ein ganzes Bündel von Reflexionen, die auch an rauhen Grenzflächen zum Empfänger zurückkehren.

Das Ausmaß der reflektierten Energie wird um so größer, je mehr sich beide Schallwiderstände voneinander unterscheiden. So kommt es z.B. an der Grenze zwischen Gewebe und Luft fast zur vollständigen Reflexion (Abb. 1.**6**).

Tabelle 1.**1** Akustische Größen verschiedener Medien (nach Otto).

Medium	Schallgeschwindigkeit m/s	Dichte g/cm³	Schallwellenwiderstand g/cm² × 10⁵
Wasser	1483–1502	0,997	1,490 ⋆ 10^{-5}
Luft	331	0,0012	41,3 ⋆ 10^{-5}
Gewebe	1490–1610	1,060	1,58–1,70 ⋆ 10^{-5}
Knochen	3360–4080	1,85	6,200 ⋆ 10^{-5}

Wie aus der Tab. 1.**1** ersichtlich, kommt es an Grenzflächen mit unterschiedlicher akustischer Eigenschaft (Impedanz) zu einer differenten Reflexion, die abhängig ist von der Schallgeschwindigkeit, der Dichte und dem Schallwellenwiderstand des einzelnen Gewebes. So ist z.B. der Impedanzsprung aufgrund der verschiedenen Dichten und Schallwellengeschwindigkeiten zwischen Wasser und Luft bzw. zwischen Wasser und Knochen ganz erheblich.

Aufgrund dieser Phänomene entstehen an luftgefüllten (gashaltigen) Organen und an Knochengeweben „systematische Bildfehler“, welche wegen der starken oder totalen Reflexion bzw. Absorption zu einer so starken Schwächung des Ultraschalls führen, daß keine Energie mehr in die tieferen Zonen gelangt. Daher kehren auch aus diesem Raum keine Echos mehr zurück („schalltote Zone“ oder „positiver Schallschatten“).

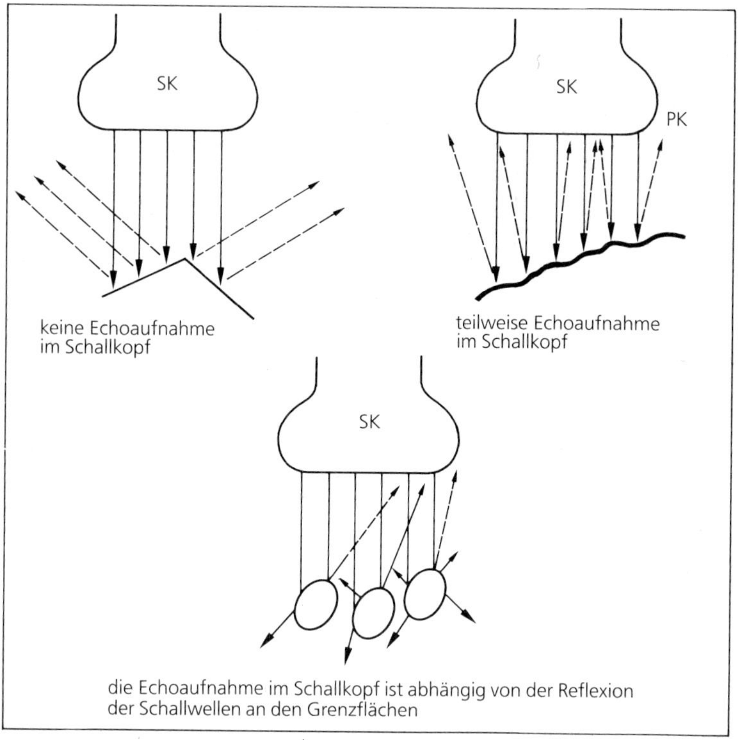

Abb. 1.**6**

In Flüssigkeiten ist die Schwächung des Ultraschallimpulses so gering, daß es an der dahintergelegenen Zone zu einer übermäßigen Verstärkung infolge der starken Bremsung bzw. der verstärkten Reflexion zur sog. „Überstrahlung“ oder „Schallverstärkung“ kommt (Abb. 1.**7**).

Die Interpretation eines sonographischen Bildes wird durch die reflektierten Echomuster gegeben. Echos entstehen nicht nur z. B. an den Grenzen von zwei Organen, sondern auch in den Organen selbst. Es wird also nicht nur der Umriß eines Organs, sondern auch seine Strukturen auf dem Monitor abgebildet.

Echos bedeuten, daß Grenzflächen und Organe („solide Strukturen“) vorhanden sind. Keine Echos deuten darauf hin, daß z. B. Grenzflächen fehlen oder Organstrukturen nicht vorhanden sind. Diese entsprechen z. B. Zysten oder Flüssigkeiten.

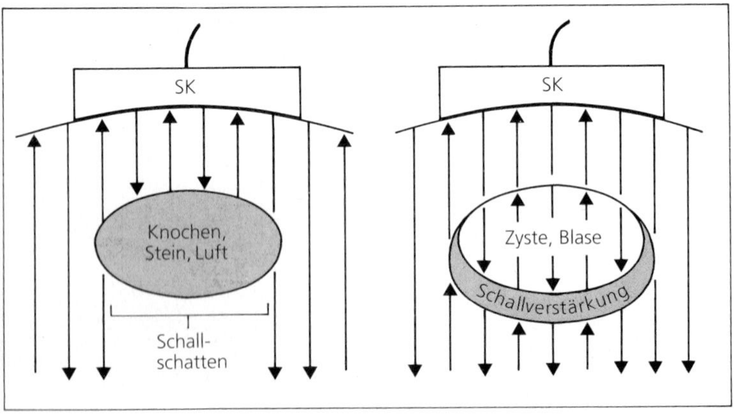

Abb. 1.**7** Reflexion der Schallwellen an unterschiedlichen Medien.

Total reflektierte Echos weisen auf einen hohen Schallwellenwiderstand, z.B. auf Steine, Knochen oder gas- bzw. luftgefüllte Strukturen hin. Da sie total reflektiert werden, kommt aus diesen Regionen keine Reflexion, es entsteht somit, wie bereits mehrfach beschrieben, eine schalltote oder schallarme bzw. eine schallschattenpositive Zone.

In der medizinischen Diagnostik werden z.Z. drei Verfahren des Ultraschalls angewendet, die im folgenden besprochen werden sollen.

Der eindimensionale A-Scan = Amplituden-Scan

Diese Methode arbeitet nach dem Prinzip des Weg-Zeit-Verfahrens. Das an einem Kristall angelegte Spannungsfeld wird nach entsprechender Verstärkung einem Kathodenstrahloszillographen zugeführt und bewirkt eine vertikale Auslenkung (= Amplitude) des über den Schirm laufenden Elektronenstrahls. Der Amplituden-Scan wird vorwiegend zur Entfernungsmessung (wie z.B. Echoenzephalographie, Differenzierung von Zysten, soliden Tumoren u.a.) benutzt (Abb. 1.**8**).

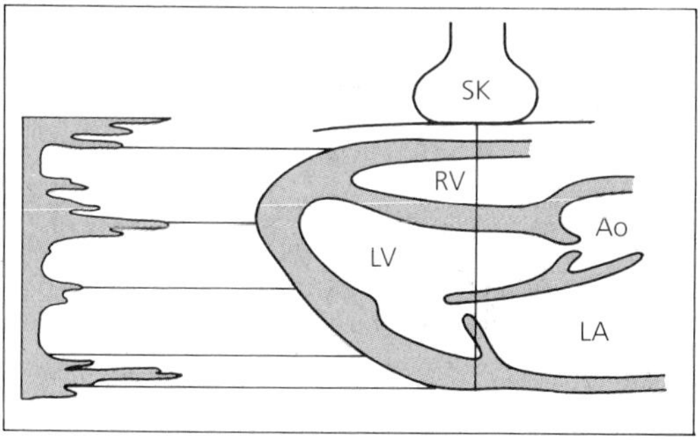

Abb. 1.**8** Amplituden-Scan = A-Scan.

TM-Verfahren = Time Motion = 1D = M-Mode

Dieses Verfahren ist dem A-Scan ähnlich, nur mit dem Unterschied, daß die Echos als Bildpunkte dargestellt sind. Die Leuchtdichte ist von der Höhe der Amplitude abhängig. Durch zeitliches „Aneinanderreihen" von aneinanderfolgenden Echozeilen auf einem Speicher (Monitor) auf lichtempfindlichem Papier wird der zeitliche Ablauf von Bewegungen im durchschallten Organ erkennbar.

Die 1dimensionale M-Mode-Echokardiographie wird in der Diagnostik zur Beurteilung der Herztätigkeit angewandt und ist heute mit dem 2D-Verfahren eine der wichtigsten diagnostischen Methoden der Kardiologie (Abb. 1.**9**).

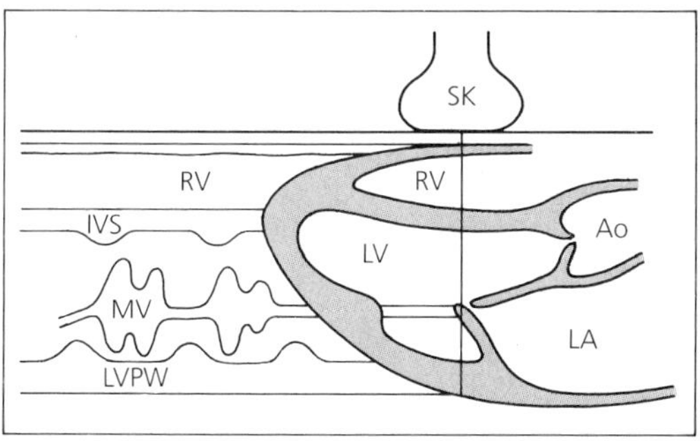

Abb. 1.**9** TM-Verfahren = 1D = TM = M-Mode.

B-Scan = Brightness-Scan = 2D-Verfahren

Dieses ermöglicht eine wesentlich bessere Darstellung der echogebenden Strukturen, da die im A-Scan sichtbare „Zackenschrift“ jetzt in eine „Punktschrift“ umgewandelt wird.

Die reflektierten und verstärkten Impulse werden zur Herstellung des Elektronenstrahls benutzt, wobei die Echos als Lichtpunkte längs der Schallrichtung aufgezeichnet werden. Der Wandler wird senkrecht über die Hautfläche des Patienten geführt und die den Echos entsprechenden Lichtpunkte reihen sich aneinander und ergeben einen Umriß des zu untersuchenden Organs auf dem Monitor.

Somit entsteht die räumliche (2D-)Struktur, die eine wirkliche Darstellung des Organs und auch eine reale Beurteilung in der zweiten Dimension zuläßt (Abb. 1.**10**).

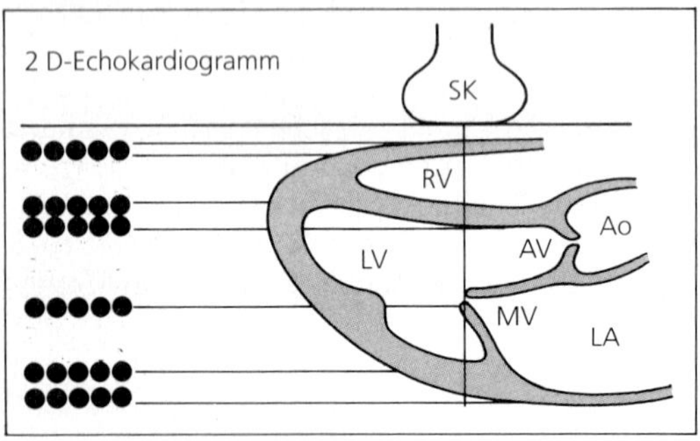

Abb. 1.**10**

Alle drei Verfahren können nebeneinander auf dem Monitor sichtbar gemacht werden (Abb. 1.**11**).

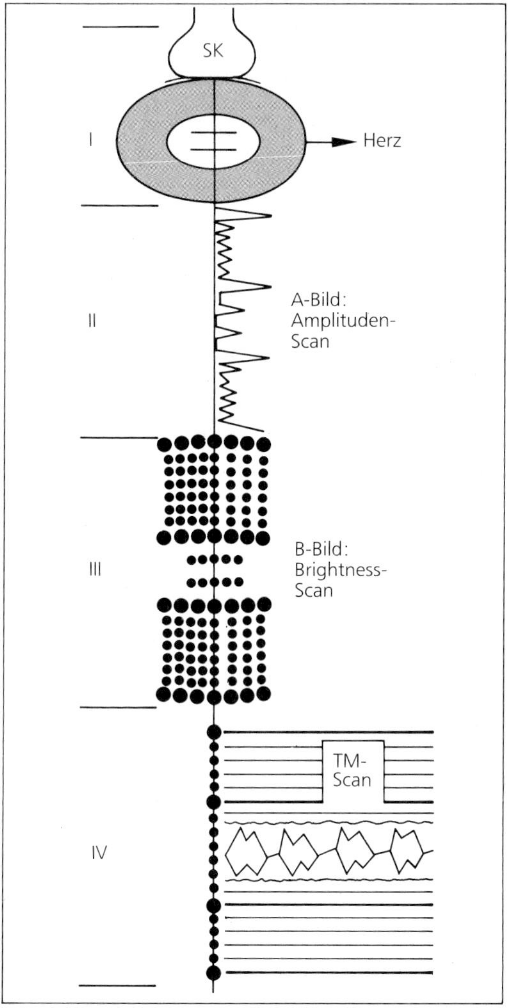

Abb. 1.**11**
Von einem Schallkopf ausgesendete Ultraschallimpulse durchdringen Thoraxvorderwand und Herz. Sie werden an den Grenzflächen von Medien unterschiedlicher Dichte reflektiert (**I**).

Die Echos werden vom Schallkopf wieder empfangen und in elektrische Spannung umgesetzt. Die aus verschiedenen Tiefen mit zeitlicher Differenz eintreffenden Echos bilden, elektronisch aufgearbeitet, das typische A-Bild mit Impulsspikes unterschiedlicher Höhe. Sie fluktuieren entsprechend der Bewegung der kardialen Grenzflächen (**II**).

Die Impulsspikes des A-Bildes werden in eine Zeile heller Punkte umgewandelt. Die Punkthelligkeit korrespondiert mit der Höhe der Spikes (**III**). Somit entsteht das B-Bild 2D mit Tiefe und Länge.

Die beim B-Bild-Verfahren erzeugten hellen Reflexionspunkte (**III**) werden auf einer Bildspeicherröhre senkrecht untereinander dargestellt und auf der Zeitachse nach rechts bewegt. Dadurch baut sich ein stehendes Bild typischer Bewegungsmuster auf, das durch Zeit- und Tiefemarken definiert wird: Time-Motion-Darstellung (TM=1D) (**IV**).

Statische und dynamische B-Bild-Scanner

Statische B-Scanner (z.B. Compoundscanner) haben einen langsamen Bildaufbau, der nach Sekunden zu einem eingefrorenen, nicht beweglichen Bild führt (heute kaum noch in Anwendung).

Dynamische B-Scanner (Real-time-Scanner): Schnittbildverfahren („schnelles B-Bild"), die einen schnellen Bildaufbau des zu untersuchenden Gebietes in ca. 70 ms zeigen. Dadurch ist eine schnelle Bildfolgefrequenz (15–40 Bilder/s) möglich, so daß durch diese eine fortlaufende, zeitlich reale („Real-time"-)Registrierung des zu untersuchenden Organes möglich wird.

Entsprechend des Abtastvorganges kann zwischen Parallel- (linear-) Scan und Sektor-Scan unterschieden werden.

Parallel-Scan (= linear) und Sektor-Scan werden in der abdominellen Diagnostik gleichberechtigt verwandt, während ausschließlich der Sektor-Scan bei der kardiologischen Diagnostik infolge des „kleinen Ultraschallfensters" benützt und angewandt wird (Abb. 1.**12**).

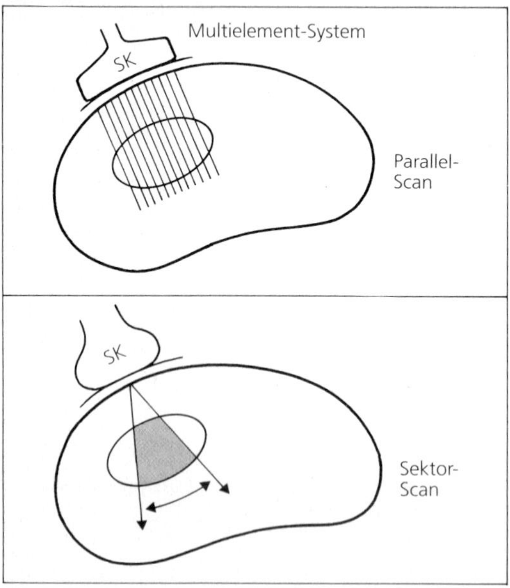

Abb. 1.**12**

Ultraschallnebenwirkungen

Mögliche Nebenwirkungen durch hohe Ultraschallfrequenzen werden in der Literatur immer wieder diskutiert, da es infolge dieser zu einer Energieumwandlung, wie bereits oben beschrieben, kommt.

Befürchtete chemische Veränderungen wie Senkung des pH-Wertes, Bildung von zytotoxisch wirksamem H_2O_2 oder Instabilität der Membranen sind wohl eher Folge einer mechanischen Wirkung.

Bei hohen Frequenzen des diagnostischen Ultraschalls wären zur Erzeugung von möglichen pathologischen Veränderungen Intensitäten von etwa 10000 Watt/cm^3 notwendig. Die im medizinischen Ultraschall verwendeten Intensitäten erreichen jedoch nur etwa 10 mW/cm^3.

Artefakte

Artefakte führen häufig zu Irrtümern und Fehlinterpretationen. Bei der Ultraschalldiagnostik sind die Artefakte nicht immer auf mangelhafte Geräteeinstellung oder Untersuchungstechnik zurückzuführen. Sie entstehen auch bei guten Untersuchungsbedingungen, entsprechen jedoch keiner anatomischen Relevanz. Die Kenntnis der Artefakte ist daher für die Sicherung der Diagnose wichtig, wenn ihre Ursachen und Entstehung erklärbar ist.

Ein normaler Ultraschallimpuls wird ohne zwischenzeitliche Reflexion zum Schallkopf in einer gewissen Zeit zurückgelangen. Sind zwischen dem aussendenden und empfangenden Signal starke Reflexionen im Gewebe, so wird das Echo zwischen diesen Reflektoren hin- und herwandern und bei jeder Reflexion dem Empfänger Echos übermitteln, die als Wiederholungsechos bezeichnet werden. *Wiederholungsechos* haben somit untereinander gleiche Abstände und entsprechen den Distanzen der beiden Reflektoren (Abb. 1.**13**).

Hohlspiegeleffekte entstehen durch abnorm stark reflektierende Grenzschichten, die z. B. an der Zwerchfellunterseite sogar zu einer Vergrößerung der Leberstruktur führen (Abb. 1.**14**).

Ausgesandte Ultraschallwellen werden entsprechend den Gesetzen Flexion und Reflexion gradlinig ausgesandt und senkrecht auf Grenzflächen treffend gradlinig wieder empfangen. Bei Änderung der Ausbreitungsrichtung durch Gewebe besteht das Gesetz der Flexion, so daß jetzt z. B. bei Zysten oder bei Muskelgruppen die ausgesandten Echos aus ihrer ursprünglichen Ausbreitungsrichtung weggebrochen und gebeugt werden.

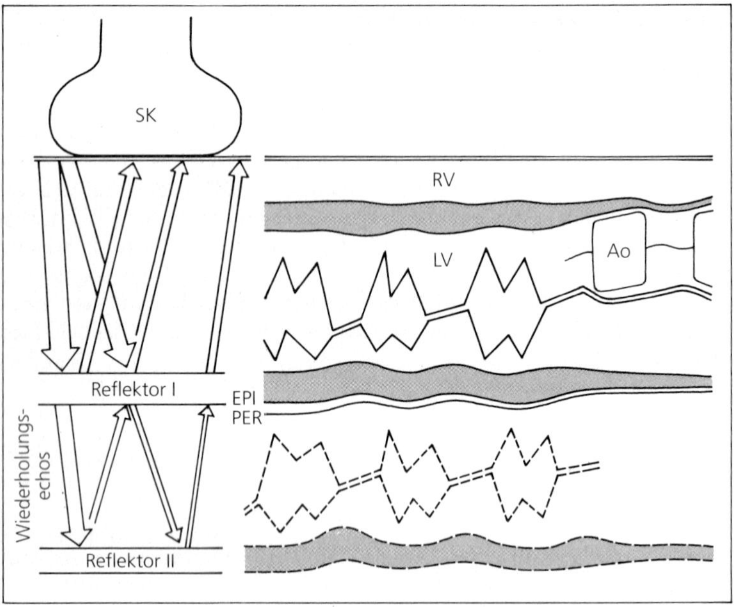

Abb. 1.**13** Schematische Darstellung der Wiederholungsechos durch Mehrfachreflexion zwischen zwei Reflektoren.

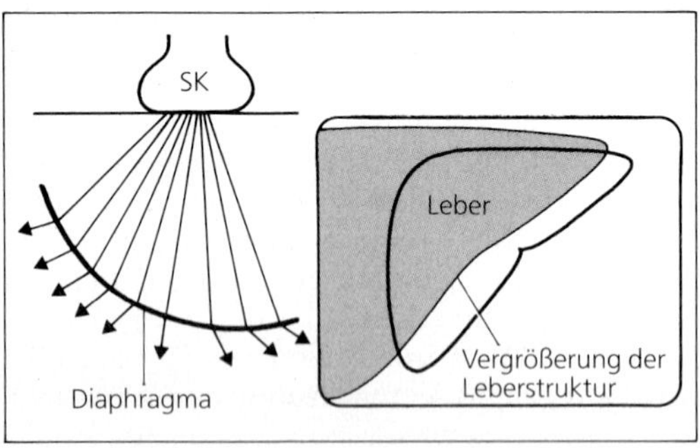

Abb. 1.**14** Hohlspiegeleffekt des Zwerchfells führt zur scheinbaren Vergrößerung des Organs.

Hierbei entstehen an den Rändern der Zysten charakteristische schmale Schallschatten (Randschatten) wie sie für Gallenblase bzw. Zysten tpyisch sind. Muskelgruppen können wie auch Zysten als akustische Linsen sogar zur sogenannten Doppelung der Strukturen führen, da der Schall aus seiner gradlinigen Ausbreitungsrichtung abgebeugt wird und somit ein Doppelbild darstellt.

Ist die Reflexion sehr stark oder total, so entstehen dahinter sog. *Schallschatten* bzw. schalltote Zonen (Steine, Gas, Luft, Kalk, Prothesen). Hier wird, wie bereits schon erwähnt, aufgrund der hohen Impedanz der Gewebe die Ultraschallenergie total reflektiert. Im Gegensatz dazu steht die *dorsale Schallverstärkung*, die bei echofreien Strukturen und bei Flüssigkeiten zu einer Verstärkung schallkopfferner Echos mit einer hellen Darstellung des Gewebes hinter der Flüssigkeit führt (Abb. 1.**15**).

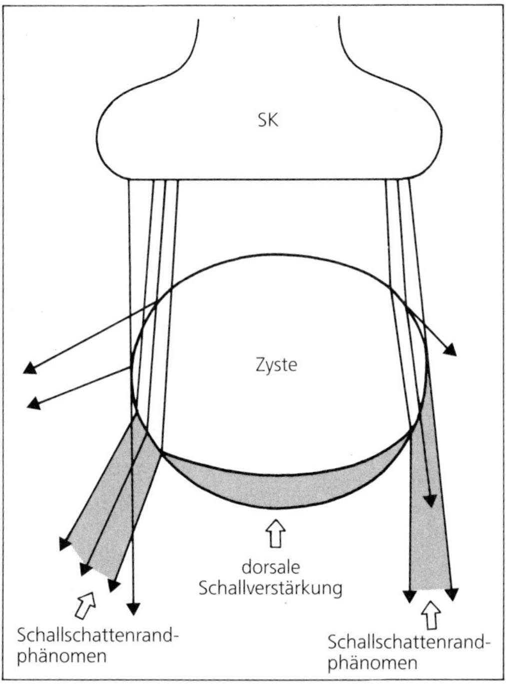

Abb. 1.**15** Schematische Darstellung des „Schallschattenrandphänomens" (→) und der dorsalen Schallverstärkung (→).

Ultraschallimpulse sind wellenartig und zeigen daher in ihrer Ausbreitung „sanduhr- bis keulenförmige" Formen, mit einem breiten Nahfeld und einem auseinanderweichenden Fernfeld. In dieser Schallrichtung werden 85% der Schallausbreitung eingesetzt, die sich als Primärkeule = Hauptkeule ausbreitet, 15% der Schallenergie sind als Sekundärkeule = Nebenkeule nachzuweisen (Abb. 1.**16**).

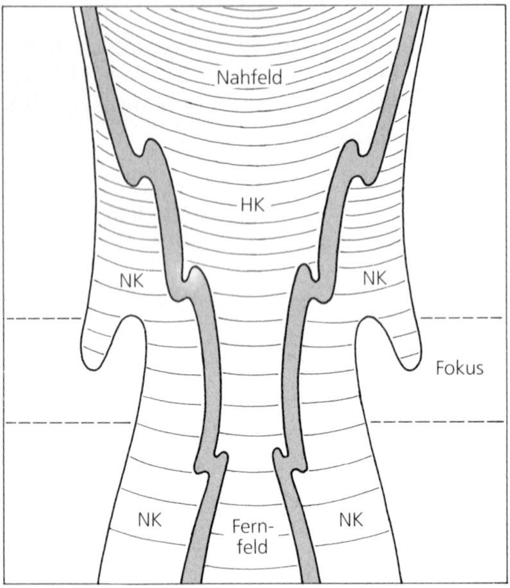

Abb. 1.**16** Schematische Darstellung der Ausbreitung der Ultraschallimpulse und Entstehung der Hauptkeule (HK) und Nebenkeule (NK).

Aufgrund dieser Phänomene entstehen Artefakte, die insbesondere im Nahbereich des Schallkopfes zu einer schlechteren Bilddarstellung und Auflösung führen und in echofreien Strukturen das sog. *schallkopfnahe Rauschen* bewirken. Infolge schlechter räumlicher Auflösung durch die Hauptkeule können schräg getroffene Schichten auch verdickt dargestellt werden, sog. *Schichtdickenartefakte*, die besonders bei schräg getroffenen flüssigkeitsgefüllten Wänden lumenseitig mit schwachen Echos imponieren (Abb. 1.**17**).

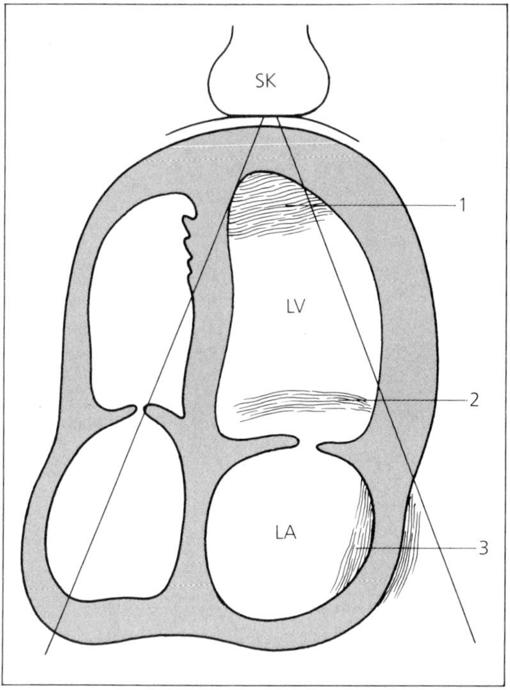

Abb. 1.**17**
① „Schallkopfnahes Rauschen" infolge Interferenzen der applikatornahen „Hauptkeule". ② „Nebenkeulen" als „Bogenartefakte" bei starken Reflektoren, z. B. Pleura, Kalk, Lunge, Prothesen. ③ Durch die sich applikatorfern verbreiternde „Hauptkeule" werden Schichten schräg getroffen und erscheinen verdickt = sog. „Schichtdickenartefakte".

Auch die *Nebenkeulen* führen häufig zu bogenförmigen Linien, die in echofreien Flüssigkeitsräumen beim Durchlaufen eines starken Reflektors (Darmschlinge, Wirbelsäule, Kalk, Prothesen usw.) eigenständige Echos zum Empfänger zurückbringen und als Bogenartefakte bezeichnet werden, z. B. implantierte stark reflektierende Mitralprothesen bei der häufig als Nebenkeulen Artefakte im Vorhof auftreten (Abb. 1.**18**, 1.**19**).

Resonanzartefakte oder Kometenschweifartefakte entstehen an Grenzflächen, bei denen durch den eintreffenden Impuls die Struktur wie eine angeschlagene Glocke oder eine Trommel in Resonanzschwingungen kommt. Dieses zeigt sich besonders an metalldichten Fremdkörpern (Metallprothesen) oder Zwerchfellanteilen. Solche Strukturen übernehmen dann selbst eine Sendefunktion, so daß der Schallkopf über längere Zeit derartige Schallimpulse registriert. Dieses Phänomen ist als langes echoreiches Band (Kometenschweifartefakt) sichtbar.

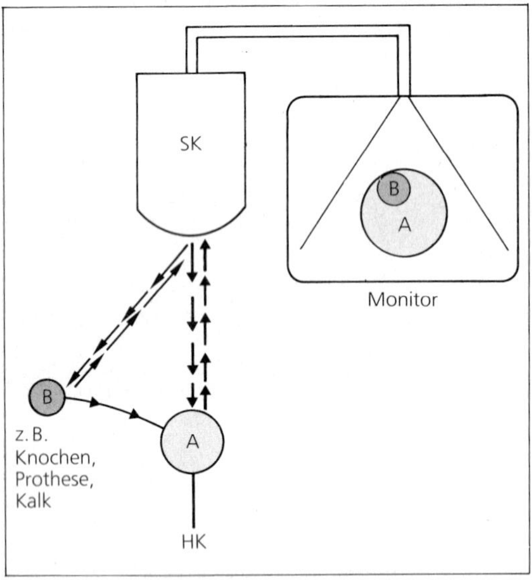

Abb. 1.**18** Schematische Darstellung der Nebenkeulenartefakte bzw. Bogenartefakte (z. B. Knochen, Kalk, Prothese).
A = Reflektor 1
B = Reflektor 2
HK = Hauptkeule

Merke: Artefakte können durch unterschiedliche Schallkopfpositionen und Untersuchungen in verschiedenen Schnittebenen meist weitgehend ausgeschlossen werden, jedoch ist die Kenntnis des physikalischen und technischen Vorganges der Artefakte zur Vermeidung einer Fehldiagnose wichtig.

Die wichtigste Voraussetzung zur Erlernung und zum Verständnis der Echokardiographie ist die Anatomie, die Topographie und die Mechanik des Herzens, wobei auch die Elektrophysiologie in den verschiedenen Arbeitsphasen des Herzens (Systole/Diastole) unbedingt in die Gesamtdiagnostik einbezogen werden muß.

Erst die Kenntnis all dieser vorgenannten Bemerkungen gibt das logische Verständnis und den nachfolgend richtigen und auch einfachen „Einstieg" in die Echokardiographie. Daher sind nun die folgenden Kapitel als Wiederholung gedacht und auch mit Absicht vor die Echokardiographie gelegt.

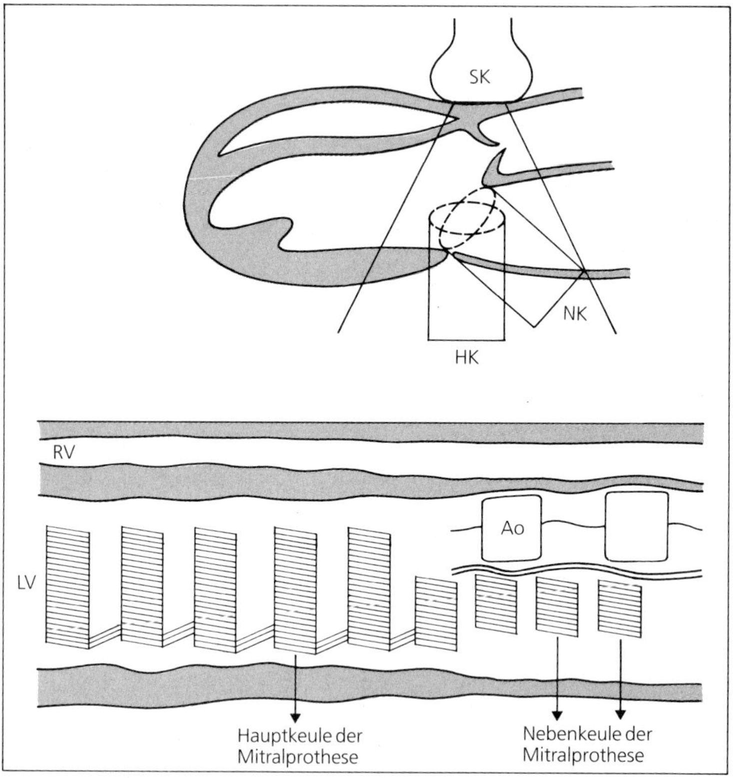

Abb. 1.**19** Schematische Darstellung der Nebenkeulenartefakte einer implantierten stark reflektierten Mitralklappenprothese.

2. Anatomie und Topographie des Herzens

Herzlage, Herzform und Herzgrenzen

Herzform kegelartig, auf der Seite liegend, Herzspitze nach vorne links unten, Herzbasis nach hinten oben rechts zeigend. Herzgröße etwa der geschlossenen Faust des Trägers entsprechend. Herzgrenzen abhängig von Alter und Körperhaltung stark variierend (Abb. 2.1).

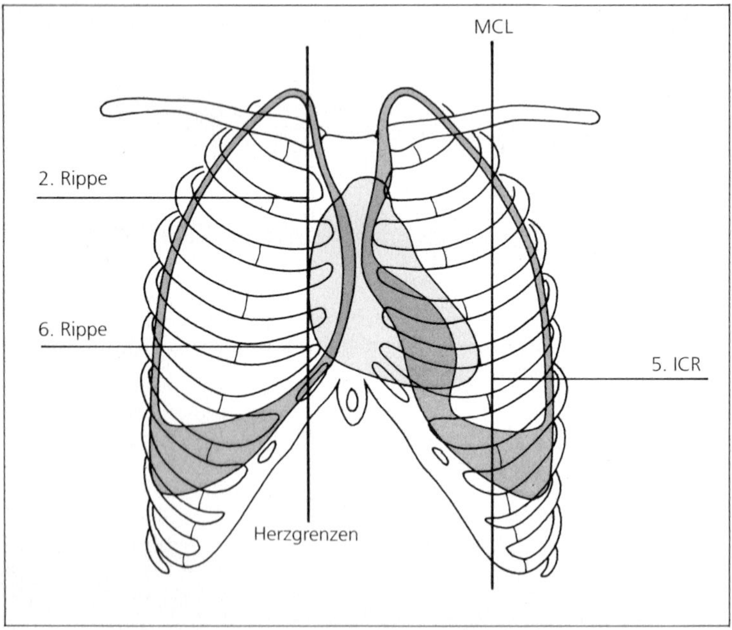

Abb. 2.**1** Rechte Herzgrenze: 2.–6. Rippe parallel zum rechten Sternalrand. Linke Herzgrenze: Höhe des MCL bis 5. ICR links einer Geraden.

Perikard – Epikard

Der Herzbeutel besteht aus dem viszeralen Epikard, das das Myokard, die Herzkranzgefäße und die Herzoberfläche bedeckt. Die Umschlaglinie liegt hinter und über der Herzbasis mehrere Zentimeter hoch auf der Wand von Aorta, Truncus pulmonalis und V. cava superior sowie auf der V. cava inferior und den Vv. pulmonales.

Das parietale Perikard, außen durch eine Schicht derber übereinander überkreuzender Kollagenfasern verstärkt und eingeschränkt dehnbar – daher bei Überdehnung des Herzens entgegenwirkend –, begleitet die Faserzüge des Herzbeutels, die großen Gefäße und führt zur Stabilisierung der Herzbasis und der Herzspitze.

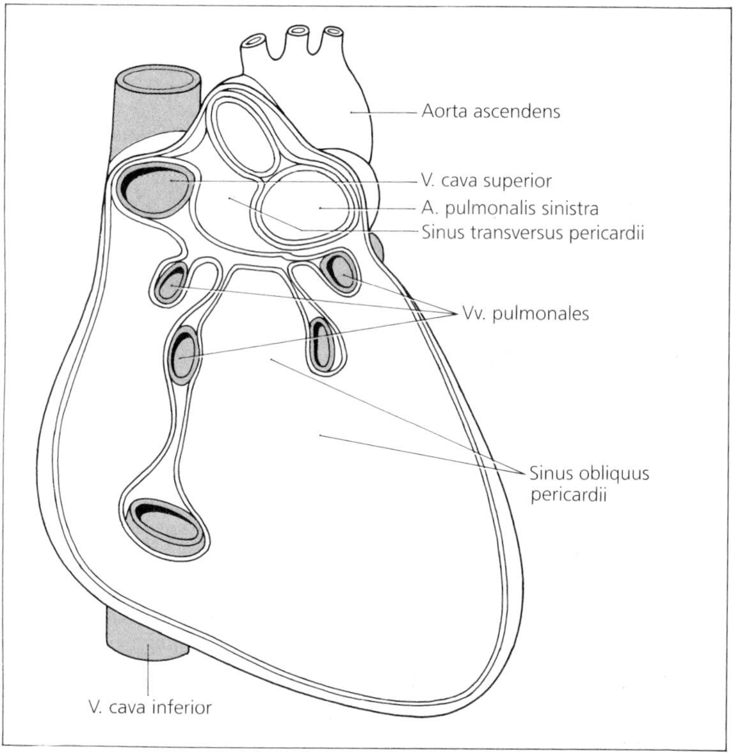

Abb. 2.**2** Verankerung des Herzbeutels und der großen Gefäße der Herzbasis. Rückseite des Herzbeutels nach Entfernung des Herzens (nach Moll und Lukoschus).

In der Perikardhöhle (Cavum pericardiae) findet sich eine seröse Flüssigkeit im allseits geschlossenen Spaltraum (= physiologischer Perikarderguß ca. 20 ml). Peri- und Epikard gehen somit an der Umschlaglinie am großen Gefäßstiel des Herzens ineinander über (Abb. 2.**2**).

Morphologie der Vorhöfe

Der rechte Vorhof bildet den rechten und vorderen Teil des Herzens und überlagert den rechten Rand des linken Vorhofes. Die Außenwand besteht aus einem dorsalen Teil, der die V. cava superior und inferior, den sog. Sinus venarum cavarum, darstellt. Der ventrale Teil zeigt einen taschenartigen Ausläufer, das Herzohr, und umgreift den Rand der Aorta.

Der linke Rand des rechten Vorhofes ist dorsal durch eine Furche zwischen Vena cava superior und rechter Pulmonalvene gezeichnet.

Der dorsale Teil des Vorhofes ist glattwandig, der ventrale mit Trabeculi versehen. Die Grenze zwischen beiden ist die Crista terminalis.

Im Inneren zeigt der rechte Vorhof eine Hinter-, eine Vorder- und eine septale Fläche sowie ein Dach.

Der Boden des Vorhofes ist der Trichter in Richtung der Trikuspidalöffnung. Die posteroseptale Fläche des Vorhofes ist durch die Fossa ovalis und das Ostium des Sinus coronarius charakterisiert. Die Fossa ovalis wird als Foramen ovale bezeichnet und besitzt einen ausgebildeten Randsaum, den Limbus.

Der linke Vorhof ist der am weitesten dorsal gelegene Hohlraum des Herzens mit einem glattwandigen Abschnitt, der die Veneneinmündungen aufnimmt. Der glattwandige Teil des Vorhofes ist erheblich größer als das Herzohr und nimmt die Pulmonalvenen auf. Das linke Herzohr ist ebenso mit Trabekeln besetzt wie das rechte.

Der linke Vorhof besitzt ein Dach, einen Boden, eine Hinterwand, eine Vorderwand und eine septale Wandfläche. Das Dach wird von den vier Lungenvenen gebildet, den Boden bildet das Mitralklappenostium, die Vorderwand besteht aus groben Muskelzügen, die hinter der Aorta liegen.

Die septale Wand ist schräg und besteht aus der linken atrialen Oberfläche des Fossa ovalis, die keinen Randsaum hat.

Morphologie der Herzkammern und der Herzklappen

In der Echokardiographie ist unbedingt wichtig, daß man imstande ist, einen morphologisch rechten und einen morphologisch linken Ventrikel zu unterscheiden.

Die Innenwand der rechten und linken Kammer ist stark zerklüftet, in der Systole mehr als in der Diastole. Aus der Wandmuskulatur treten Muskelbalken (Trabeculae carneae) hervor, die als besonders starke Papillarmuskeln sich weiter in die Herzhöhle entwickeln und über Sehnenfäden (Chordae) an den Segelklappen ansetzen. Der linke Ventrikel ist ein konisches Gebilde mit einer tubulären Wandung, die sich zu einer abgerundeten Spitze verengt. Er umfaßt einen Einflußtrakt, die Mitralklappe mit ihrem Spannungsapparat, einen apikalen Teil mit dem Trabekelwerk und einen Ausflußtrakt, der in Richtung der Aorta verläuft. Die Ausflußbahn ist dorsal eng, so daß Aorta und Mitralklappe miteinander in Verbindung stehen (Abb. 2.**3**).

Die Segelklappen sind eine Duplikatur des Endokards, die Chordae tendinae halten die Segel fest und hindern sie, in den Vorhof durchzuschlagen. In der Kammerdiastole werden die Segelränder voneinander entfernt, so daß die Ventilebene sich öffnet. Die Trikuspidalklappe hat drei Segel (Cuspis anterior, C. posterior und C. septalis), wobei das vordere Segel das größte ist.

Die Mitralklappe besitzt zwei Segel, das vordere oder septale (Cuspis anterior) und das hintere oder murale Segel (Cuspis posterior). Die Segel werden durch posteromediale und anterolaterale Kommissuren getrennt. Das vordere Segel ist groß, viereckig, weniger am Mitralring befestigt, zeigt jedoch eine höhere Ausschlaghöhe. Das hintere Segel ist breit niedrig, mehrbogig und besetzt den größten Teil des Mitralringes, wobei es getrennte Lappen aufweist (posteromedialer, medialer und anterolateraler Lappen (Abb. 2.**4**).

Das hintere Segel ist somit mit seiner ganzen Breite am Mitralring befestigt, während das vordere Segel im bindegewebigen Zusammenhang mit der Aortaklappe steht und Ein- und Ausflußtrakt der linken Kammer trennt.

Aus der Wandmuskulatur treten Muskelbalken – Trabeculae carneae – hervor, die als besonders starke Papillarmuskel sich weiter in die Herzhöhle entwickeln. Der vordere Papillarmuskel der rechten Kammer entspringt aus dem M. septum-marginalis, dem „Moderatorband“. Dieser bildet mit der Crista supraventricularis ein Tor, das in die Ausflußbahn führt.

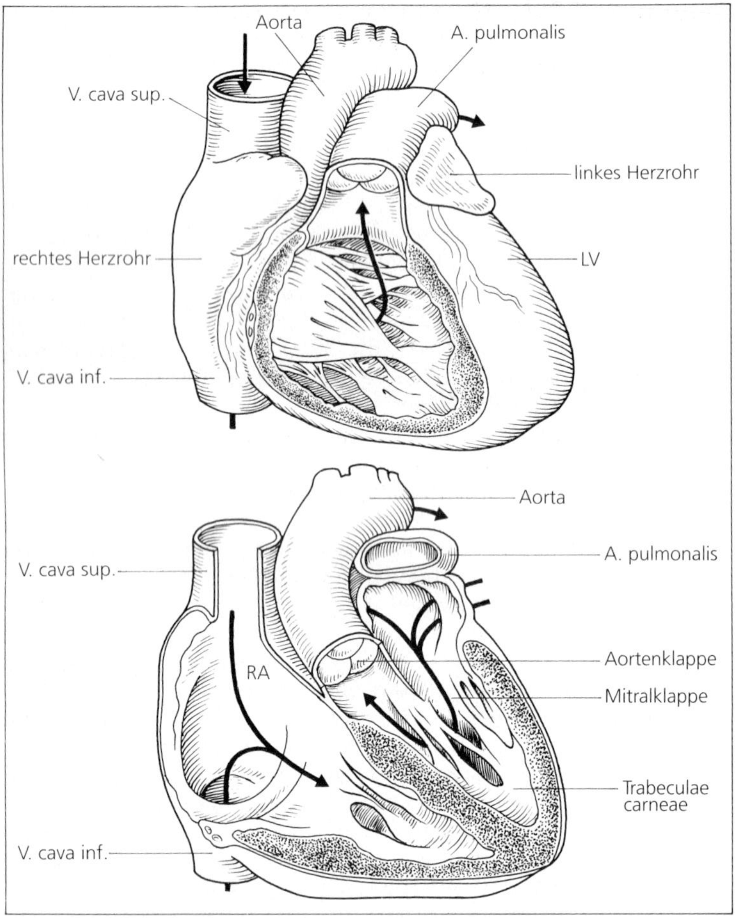

Abb. 2.**3** Die Innenwand der rechten und linken Kammer ist stark zerklüftet, bei der Systole mehr als bei der Diastole.

Die Kammerscheidewand ist größtenteils muskulär, oben an der Vorhofkammergrenze jedoch bindegewebig verändert, hier finden sich die Kammerscheidewanddefekte.

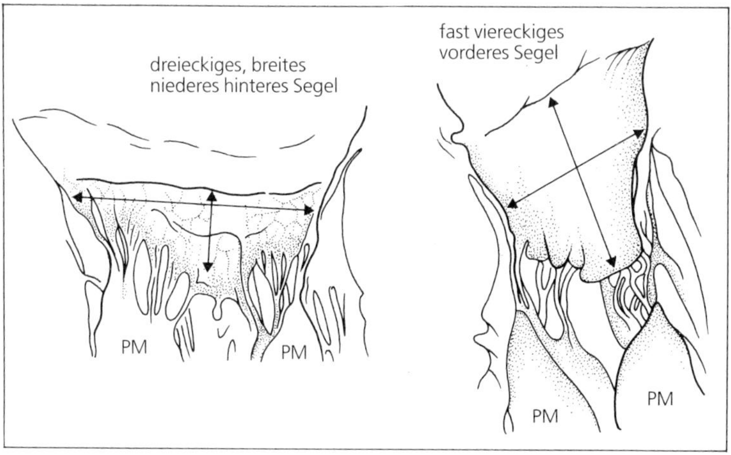

Abb. 2.**4** PM = Papillarmuskel (nach Anderson).

Papillarmuskeln: Chordae, Trabeculae

Die Mitralklappensegel werden von zwei Papillarmuskelgruppen gehalten, die unterhalb der Kommissuren posteromedial und anterolateral liegen und somit eine mechanische Wirkung auf die Chordae haben. Das Aussehen der Papillarmuskeln, insbesondere des posteromedialen Muskels, variiert sehr stark, wobei sie solitär säulenförmig oder mehrköpfig aussehen können (Abb. 2.**5**).

Jeder Papillarmuskel trägt jedoch die benachbarten Teile beider Mitralsegel. Durch die unterschiedliche Lage der vorderen und hinteren Klappensegel zeigen sich somit auch unterschiedliche Ansätze der Chordae, wie z.B. Rauzonen-Chordae, Streben-Chordae und Kommissuren-Chordae, wobei die letzteren an der Spitze des Papillarmuskels entspringen und sich am freien Rand der Segel anheften. Aufgrund der unterschiedlichen arteriellen Versorgung der Papillarmuskeln ergibt sich somit auch ein unterschiedlicher Einfluß auf die Verteilung und Funktion der Chordae (Abb. 2.**6**).

Unterhalb der Ansatzstelle der Papillarmuskeln beginnt die Trabekelzone des Ventrikels, die bis zur Herzspitze reicht. Sie hat die Form eines sich verjüngenden Kegels (Abb. 2.**7**).

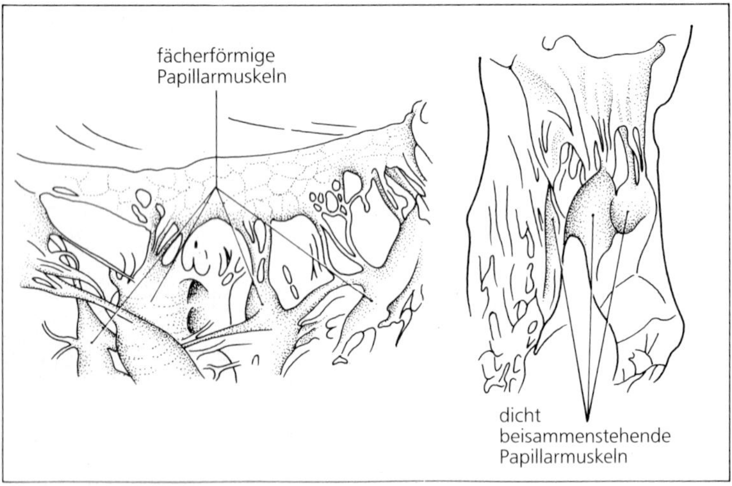

Abb. 2.**5** Unterschiedliche Morphologie der Papillarmuskeln.

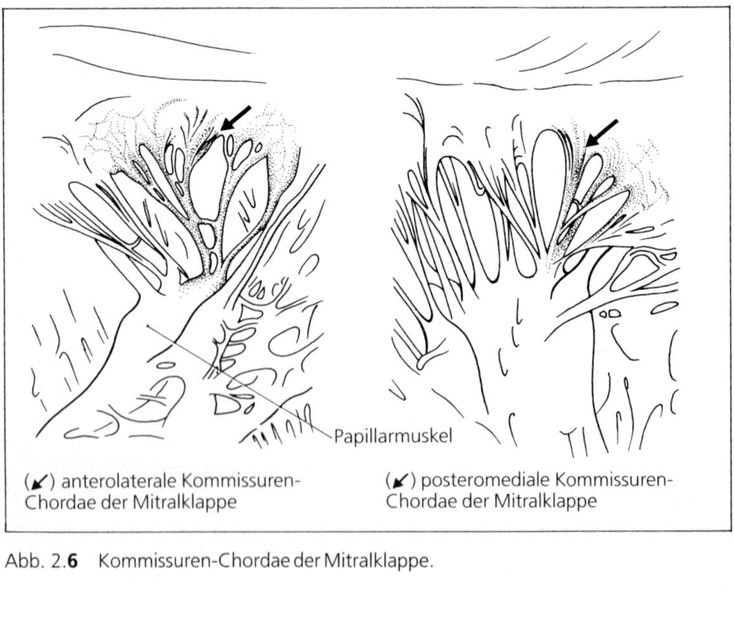

Abb. 2.**6** Kommissuren-Chordae der Mitralklappe.

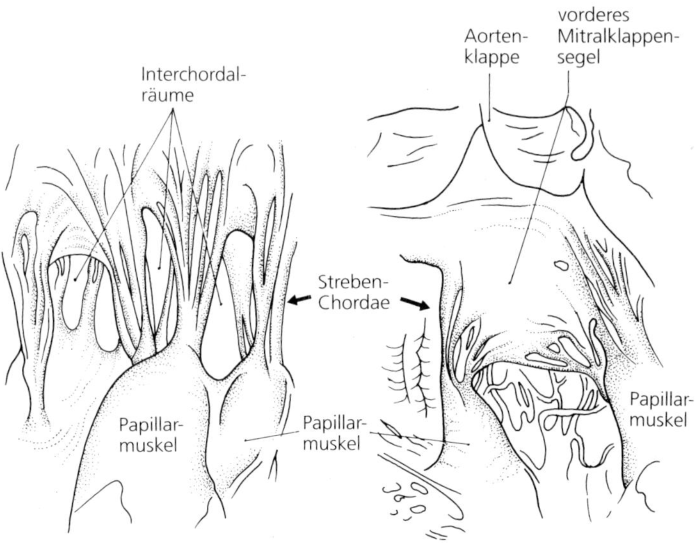

Einflußtrakt:
Das Blut tritt zuerst durch die Interchordalräume, bevor es sich im linken Ventrikel verteilt

Ausflußtrakt:
Der Blick auf das vordere Mitralklappensegel vom Ausflußtrakt her

Abb. 2.**7** Einfluß- und Ausflußtrakt des linken Ventrikels.

Die Wand zeigt ein feines Trabekelwerk auf, wobei die Wanddikke zur Herzspitze zunimmt. Ab hier beginnt der muskuläre und auch bindegewebige Ausflußtrakt des linken Ventrikels, wobei die Form zwischen Ein- und Ausflußtrakt sich mit zunehmendem Alter ändert, so daß eine rechtwinkelige Winkelbildung und eine S-förmige Septumkonfiguration entsteht.

Herzskelett

Die Segel entspringen einem bindegewebigen Ring, dem „Herzskelett“, das Vorhof- und Kammermuskulatur trennt. Es dient der Vorhof- und Kammermuskulatur als Ursprung und Ansatz und wird von zwei bindegewebigen Ringen (Anuli fibrosi) gebildet, von denen die AV-Klappen entspringen und mit den adventitiellen Faserstrukturen von Aorta und Truncus pulmonalis zusammenhängen. Das Herzskelett liegt in der Ventilebene und zeichnet sich außen am Herzen als Sulcus coronarius ab.

An der Grenze zwischen Anulus fibrosus und Bindegewebe der Aorta sieht man besonders derbe Bindegewebszüge (Trigona fibrosa).

Die Taschenklappen sind ebenfalls Endokardduplikaturen und zeigen an ihren freien Rändern knötchenförmige Verdickungen (Noduli), die in der Diastole sich eng aneinander legen und einen Rückfluß des Blutes verhindern.

Die Aortenklappe ist wie die Pulmonalklappe eine dreiteilige Klappe, wobei zwei Klappen des Aorten- und Pulmonalisventils einander gegenüber liegen. Hierbei wird eine linkskoronar-, eine rechtskoronar- und eine nichtkoronartragende Klappe unterschieden (Abb. 2.**8**).

Das Stück der Aorta, das die Semilunarklappen trägt, ist die Aortenwurzel. Durch die „kleeblatt-, bzw. mercedessternartige“ Anordnung entsteht der Sinus aortae. Wenn die Klappen offen sind, liegen die Klappenmembranen der Sinuswand an. Oberhalb des Sinus aortae beginnt dann die Aorta ascendens (Abb. 2.**9**).

Öffnungsmechanismus der Mitralklappe (Abb. 2. **10**):
1. Absinken der Klappenränder zum Ventrikel.
2. Auswölbung der zentralen Segelanteile – spitzenwärts.
3. Trichterförmige Öffnung.
4. Anhebung der Klappenbasis durch Vorhofmuskulatur.
5. Stellen der Klappen.

Verschlußmechanismus der Mitralklappe (Abb. 2.**11**):
a) durch die Wirkung der Vorhofmuskulatur wird die Klappenbasis angehoben (↑).
b) Kontraktion des Papillarmuskels und Aufrollung der Klappenbasis über den vorderen Fornix (VF).
c) Blähung der Klappe und Zusammenarbeit zwischen Papillarmuskel und Kammermyokard über anuläre Chordae.

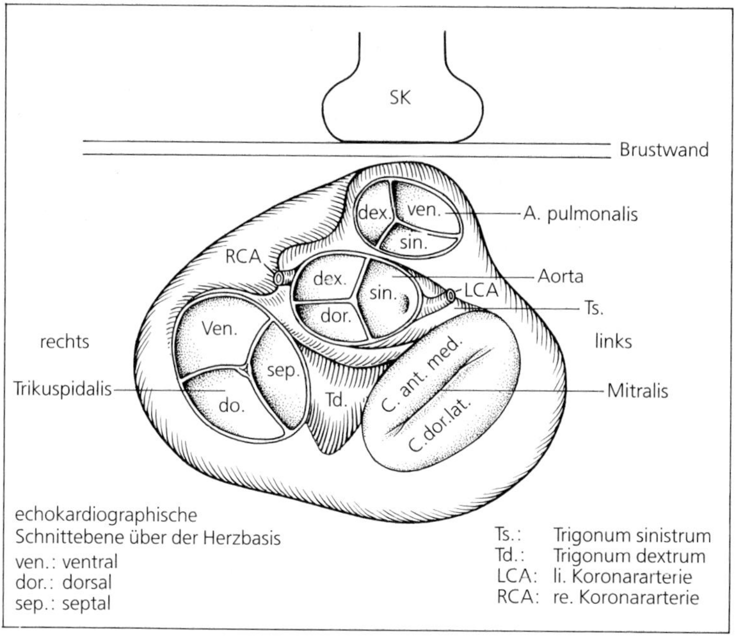

Abb. 2.**8** Echokardiographisch orientierte Darstellung der Herzbasis.

Mitralklappe:	Cuspis ant. medialis	
	Cuspis dorsalis, lateralis	
Trikuspidalklappe:	Cuspis septalis	
	Cuspis dorsalis	
	Cuspis ventralis	
Aortenklappe:	Valvula semilunaris:	sinistra, dorsalis, dextra
Pulmonalklappe:	Valvula semilunaris:	dextra, sinistra, ventralis

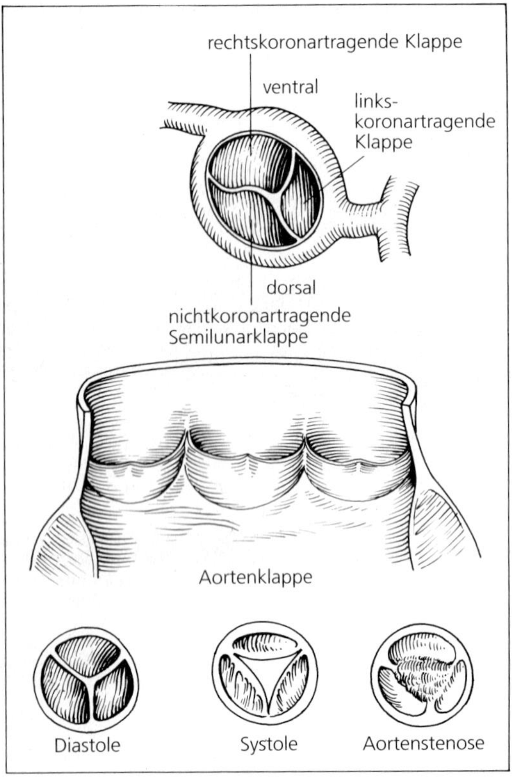

Abb. 2.**9**
Aufbau der Aortenklappe mit Koronararterien.

Abb. 2.**10**
Öffnungsmechanismus der Mitralklappe (s. Text). ▷

Abb. 2.**11** Verschlußmechanismus der Mitralklappe (modifiziert nach A. Puff, s. Text). ▷

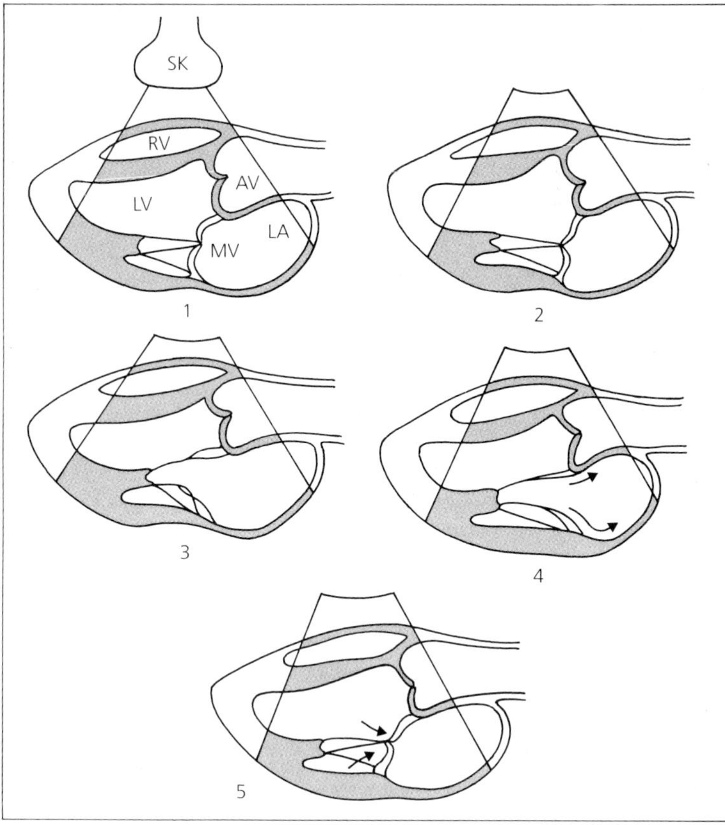

◁ Abb. 2.**10**

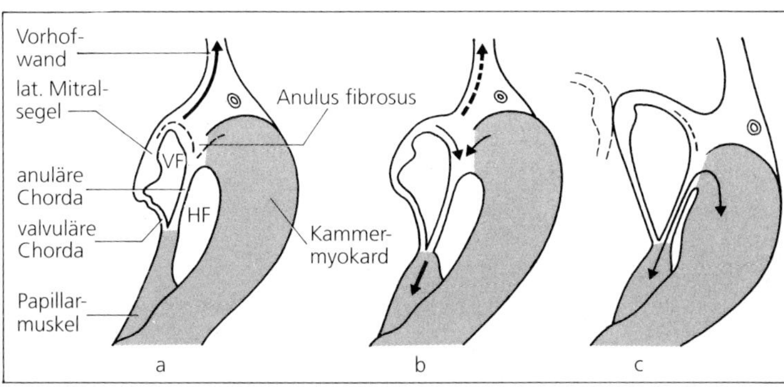

◁ Abb. 2.**11**

Herzaktionen, Ventilmechanismus, Auswurfkinetik

Die Herzkammern treiben das Blut schubweise in die Aorta und den Truncus pulmonalis, sie wirken synchron und gleichsinnig.

Zu Beginn der Systole erzeugt die Anspannung des Herzmuskels einen steilen Druckanstieg der Kammer (isovolum. Kontraktion = Anspannungszeit).

Wenn der Kammerdruck den gleichen Druck wie den der Aorta bzw. der A. pulmonalis erreicht (120 mmHg bzw. 20 mmHg), werden die Klappen geöffnet, die Kammermuskulatur verkürzt sich, das Kammervolumen wird kleiner (70 ml) und das Schlagvolumen wird in die Arterie ausgeworfen (50–80 ml). Der Kammerdruck sinkt danach unter den Arteriendruck, die Aortenklappe wird geschlossen (= Austreibungszeit).

Während der Diastole erfolgt die Entspannung der Herzmuskulatur bei zunächst noch geschlossenen Vorhofkammerklappen und unverändertem Volumen (isovolum. Erschlaffung = Entspannungszeit = Restvolumen von 70 ml).

Bei Absinken des Kammerdruckes unter den Druck des linken Vorhofes wird die Vorhofklappe passiv geöffnet und es strömt Blut aus dem Vorhof in die Kammer (= passive Kammerfüllung).

Durch die Saugwirkung der sich elastisch entfaltenden Kammerwand und durch die aktive Vorhofsystole am Ende der Füllungszeit endet die Diastole (Abb. 2.**12**).

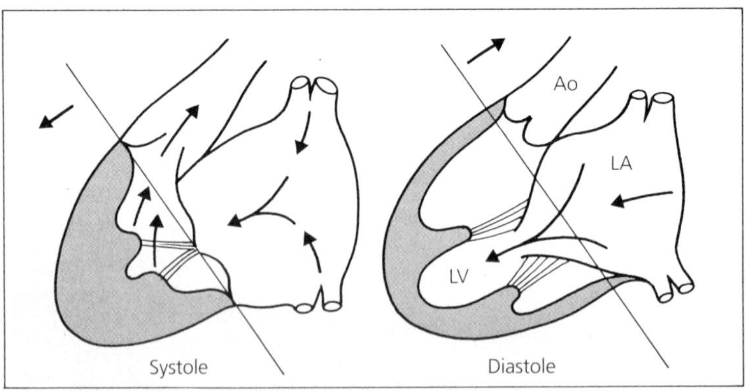

Abb. 2.**12** Echokardiographisch orientierte schematische Darstellung der Herzaktionen.

Durch Bewegung der Ventilebene wirkt das Herz als Druck-Saug-Pumpe mittels des sog. Ventilmechanismus. Während der systolischen Austreibungsphase wird durch Verlagerung der Ventilebene Blut aus den Venen in die Vorhöfe angesaugt.

Durch den angespannten Halteapparat des Herzens (große Herzgefäße) verlagert sich die Ventilebene kranial und der Ventrikel stülpt sich von unten über das Vorhofblut, wodurch eine schnelle Füllung des Ventrikels auftritt. Die Bewegung der Ventilebene trägt somit zur Vergrößerung des Vorhofes bei und übt Druck auf das venöse Blut und auf den venösen Rückstrom aus (Abb. 2.**13**, modifiziert nach E. Bassenge).

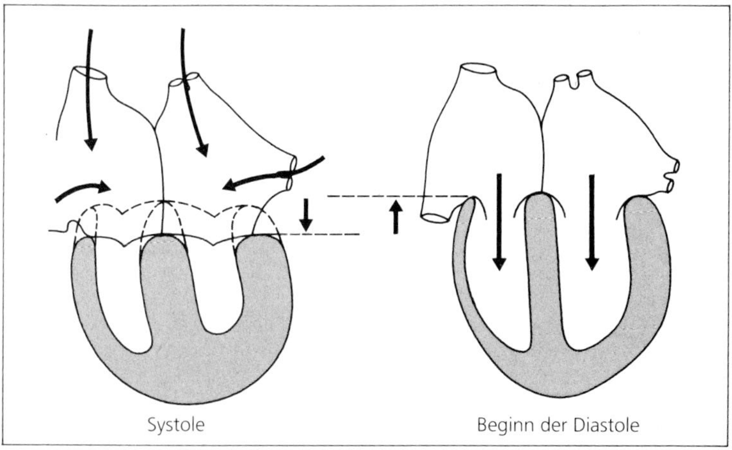

Abb. 2.**13** Schematische Darstellung der Bewegung des Herzens über der Ventilebene (modifiziert nach E. Bassenge).

Auswurfkinetik des rechten und linken Ventrikels

Das Schlagvolumen des linken Ventrikels wird hauptsächlich durch eine Verkleinerung des Kammerquerdurchmessers und nur durch eine geringe Verkürzung des Ventrikellängsdurchmessers verursacht. Das Schlagvolumen des rechten Ventrikels wird durch eine Verkürzung der Kammerlängsachse und eine gleichzeitige blasebalgähnliche Bewegung der freien Ventrikelwand bewirkt, unterstützend wirkt dabei der Zug, den die linksventrikuläre Kontraktion auf die rechte freie Ventrikelwand ausübt (Abb. 2.**14**, 2.**15**).

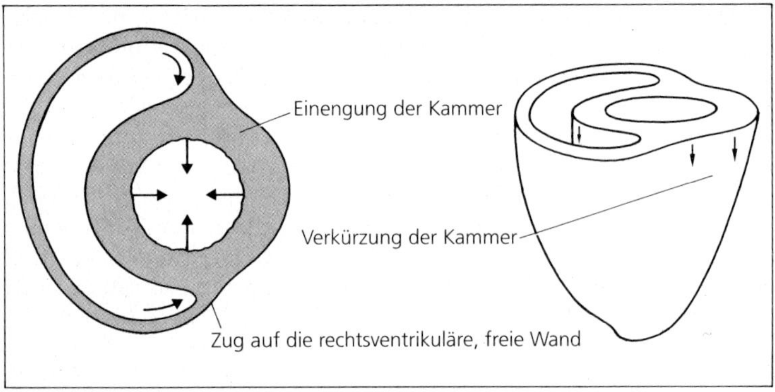

Abb. 2.**14** Linksventrikuläre Auswurfkinetik (modifiziert nach Rushmer 1970, s. Text).

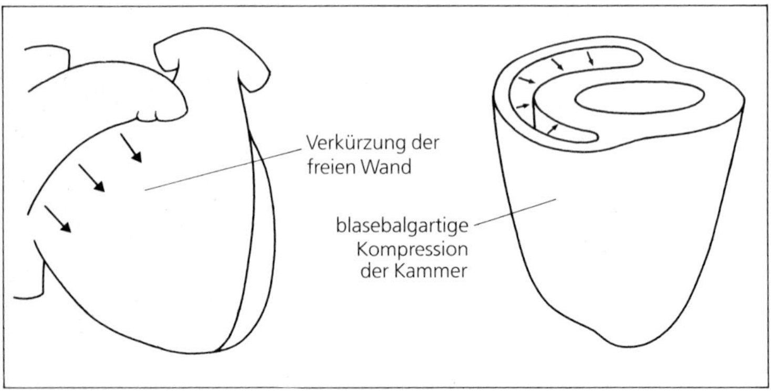

Abb. 2.**15** Rechtsventrikuläre Auswurfkinetik (nach Rushmer, s. Text).

Versorgungsgebiet der Koronargefäße

Die Koronararterien dringen von außen in den Herzmuskel ein. Während der Kammersystole wird durch die Kompression des Herzmuskels die koronare arterielle Blutströmung verlangsamt und der venöse Rückfluß beschleunigt, während der Kammerdiastole nimmt die arterielle Versorgung wiederum zu, sie beträgt 5–10% des Schlagvolumens (Abb. 2.**16**).

LCA: = linke Koronararterie.
Versorgung linker Vorhof, linker Ventrikel, kleinere Teile der rechtsventrikulären Hinterwand

a) RIVA: (LAD) Versorgung der linken Vorderwand mit Spitze und vordere 2/3 des Septums
b) RCX: Versorgung der posterolateralen Wand des linken Ventrikels und des linken Vorhofes

RCA: = rechte Koronararterie.
Versorgung des rechten Vorhofes, Sinusknoten, AV-Knoten, rechter Ventrikel, hinteres Drittel des Septums, Teil der linksventrikulären Hinterwand

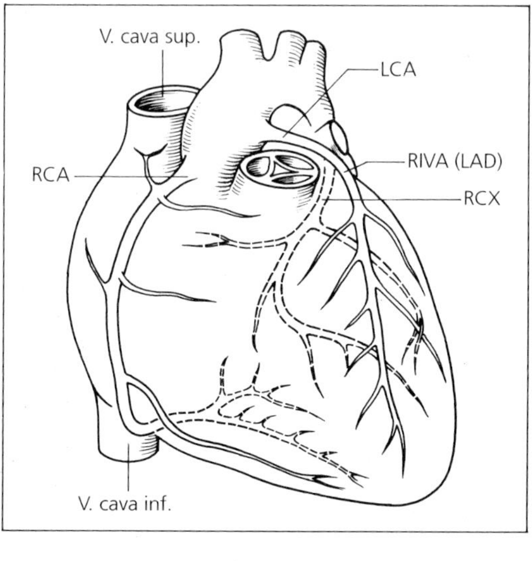

Abb. 2.**16**
Herzkranzgefäße

Koronarer Versorgungstyp (nach Töndury 1970) (Abb. 2.**17a–c**)

a) Indifferenter Typ (70 %): Linke Koronararterie versorgt das linke Herz, mit Ausnahme der septumnahen Hinterwand und den vorderen Papillaren der rechten Kammer. Der RIV-posterior entspringt aus der rechten Koronararterie (Abb. 2.**17a**).
b) Linksversorgungstyp (20 %): Linke Koronararterie versorgt das linke Herz und das gesamte Septum. Der RIV-posterior entspringt aus der linken Koronararterie (Abb. 2.**17b**).
c) Rechtsversorgungstyp (10 %): Linke Koronararterie versorgt die Vorderwand des Herzens und das vordere Drittel des Septums sowie den vorderen Papillarmuskel der rechten Kammer. Der RIV-posterior verläuft links vom Sulcus coronarius.

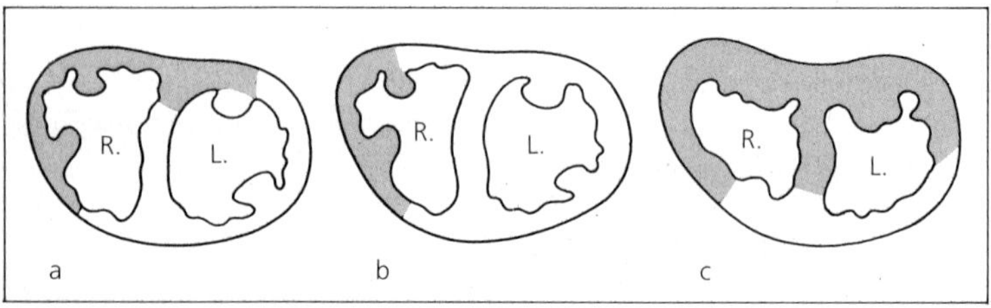

Abb. 2.**17a–c** Schwarz: Versorgungsgebiet der rechten Koronararterie; Weiß: Versorgungsgebiet der linken Koronararterie.

Infarktlokalisation im EKG (Abb. 2.18)

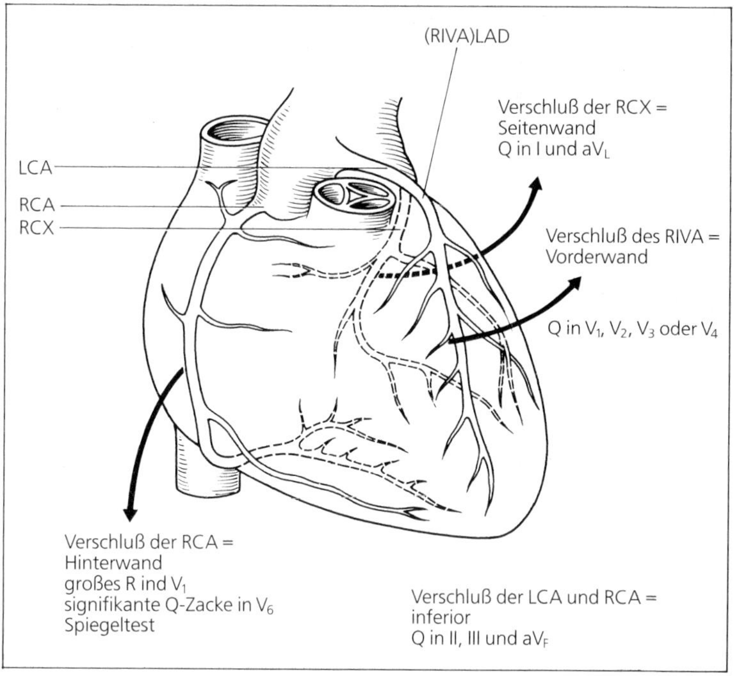

Abb. 2.**18**

Elektrophysiologie des Herzens

Ein Herzzyklus besteht aus P-Welle, QRS-Komplex und T-Welle. Dieser Zyklus wiederholt sich andauernd. Jede depolarisierte Zelle reizt elektrisch die benachbarte Zelle; so läuft eine Welle der Erregung (hier kurz „Depolarisation“ genannt) über das ganze Herz und führt zu dessen Kontraktion.

Die fortschreitende Depolarisation (die Zellen werden im Inneren positiv umgeladen) und die Repolarisation (die Zellen werden wieder aktiv) zeigen sich schematisch im EKG.

Im Sinusknoten beginnt die elektrische Erregung. Sie wird über spezielle Bahnen ausgebreitet und erregt beide Vorhöfe.

Die P-Welle entspricht der elektrischen Aktivität des Herzens, die zur Kontraktion der Vorhöfe führt. Die Erregung gelangt zum AV-Knoten, wo die Weiterleitung um etwa 1/10 s verzögert wird, so daß durch die Kontraktion der Vorhöfe ausgeworfenes Blut in die Ventrikel einströmen kann.

Nach der Verzögerung der Erregungsleitung um 1/10 s ist der AV-Knoten erregt; die Erregung wird nun über das His-Bündel in die beiden Schenkel des spezifischen Leitungssystems weitergeleitet.

Der QRS-Komplex (Kammerkomplex) ist Ausdruck der Erregungsausbreitung vom AV-Knoten zu den Purkinje-Fasern und in die Herzmuskulatur. Die Purkinje-Fasern leiten die Erregung über zu den Myokardzellen des Ventrikels und bewirken die simultane Kontraktion beider Ventrikel. Auf den QRS-Komplex folgt eine Pause, an die sich die T-Welle anschließt. Die T-Welle entspricht der Repolarisation der Ventrikel, die nach Ende der T-Welle neu erregt werden können (Abb. 2.**19**).

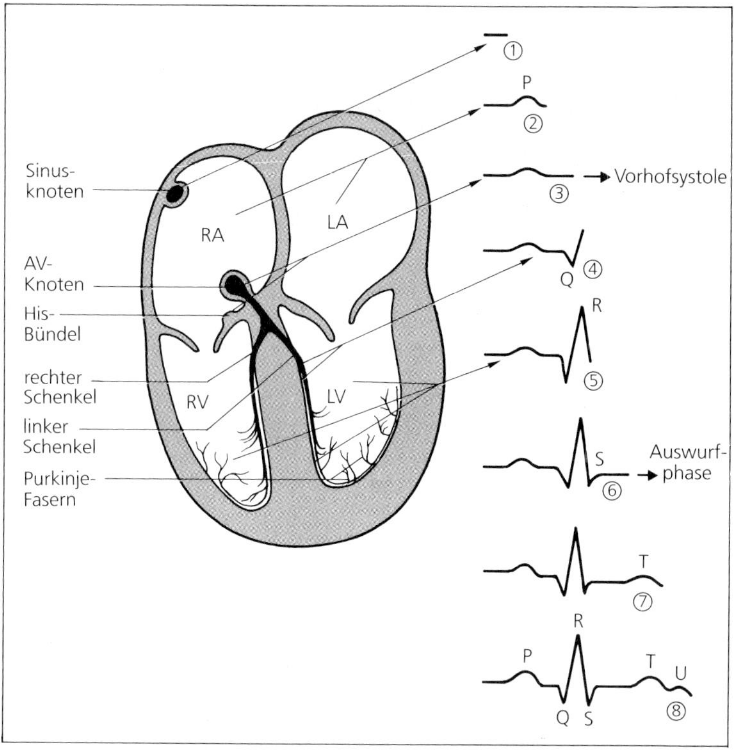

Abb. 2.**19** Das Elektrokardiogramm.
① Entladungsphase des Sinusknotens.
② Elektrische Aktivität der Vorhöfe (p) → aktive Vorhofkontraktion.
③ Erregung des AV-Knotens und des His-Bündels (PQ).
④ Depolarisation des Septums (Beginn des QRS).
⑤ Depolarisation der Ventrikelwände (QRS).
⑥ Vollständige Depolarisation der Ventrikel (ST) → Auswurfphase.
⑦ Repolarisation der Ventrikel (T).
⑧ Späte Ventrikeldepolarisation.

Herzzyklus

Ein Herzzyklus besteht aus einer Systole und einer Diastole (Abb. 2.**20**). Die aktive Systole (= Kontraktion des Ventrikel) beginnt bei der Spitze von R. bei abgefallenem R. und endet am Ende der T-Welle. Es werden 2 Phasen unterschieden: isovolumetrische Anspannung (I) sowie Auswurfphase (II).

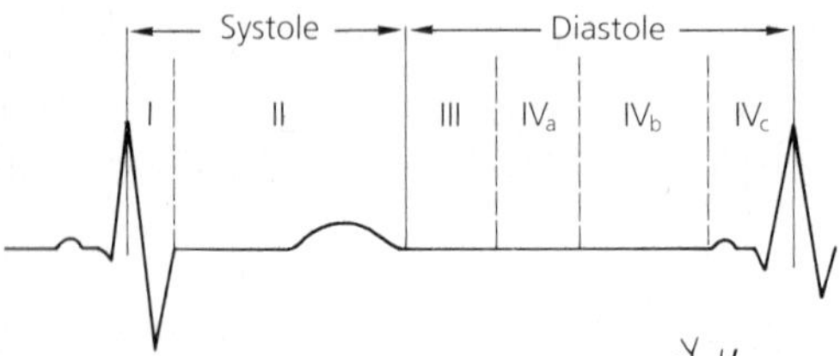

Abb. 2.**20**
Herzzyklus.

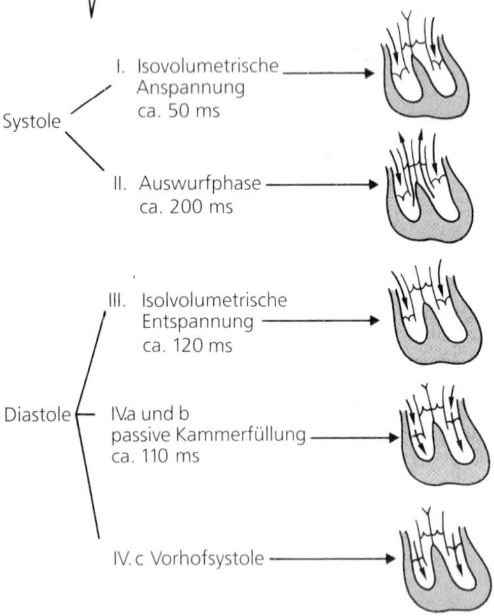

Abb. 2.**21** ▷
Aktionsphasen des Herzens (nach Silbernagl, Thieme 1991)
SV: Schlagvolumen.
RV: Restvolumen = endsystolisches Volumen.
RV + SV: enddiastolisches Volumen.

Die Diastole hingegen beginnt am Ende der T-Welle und endet an der isovolumetrischen Anspannungsphase der Systole. Hier werden drei Phasen unterschieden: (III) isovolumetrische Entspannung, (IVa, b) passive Kammerfüllung und (IVc) Vorhofsystole (aktive Vorhofkontraktion). Die übersichtliche Darstellung der Aktionsphasen des Herzens zeigt Abb. 2.**21**.

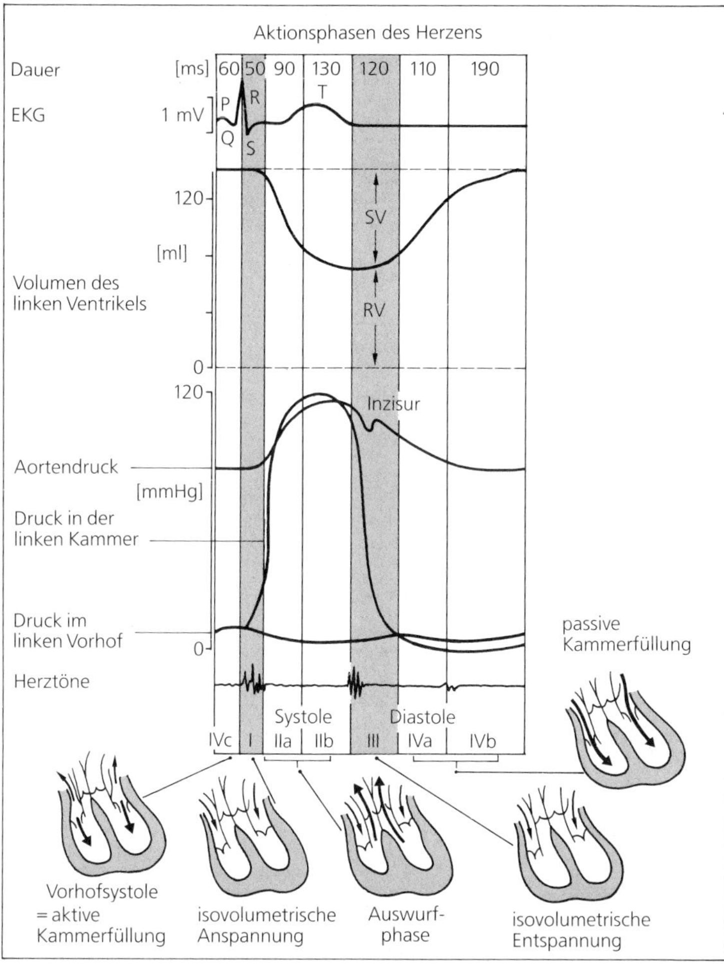

◁ Abb. 2.**21**

Beziehungen zur Phono-, Elektro- und Echokardiographie

Zum weiteren Verständnis zeigen die nachfolgenden Abbildungen die zeitlichen Zusammenhänge zwischen den phono-, elektro- und echokardiographischen Abläufen des Herzens in den verschiedenen Arbeitsphasen. Hierbei erkennt man sowohl in der 1- und 2dimensionalen Echokardiographie die typisch systolisch-diastolisch ablaufenden Bewegungszyklen, wobei insbesondere das fortlaufende Elektrokardiogramm eine genaue Aussage über Schließungs- und Öffnungszeiten und somit eine berechenbare Funktion für den Ventrikel möglich macht (Abb. 2.**22**).

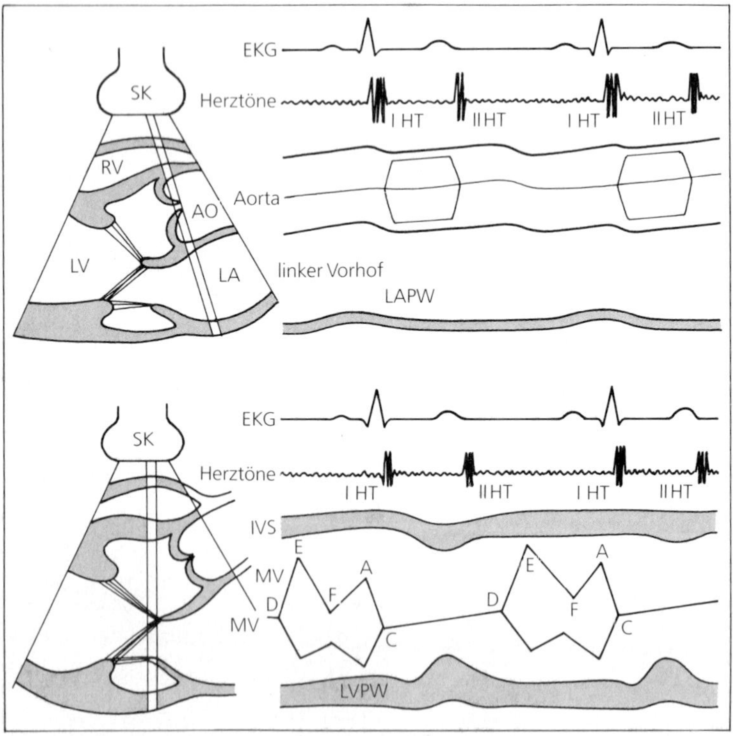

Abb. 2.**22** Beziehung zur Phono-, Elektro- und Echokardiographie in den verschiedenen Arbeitsphasen. **a)** Aortenklappenebene (parasternaler Längsschnitt, oben). **b)** Mitralklappenebene (parasteraler Längsschnitt, unten).

3. Echokardiographische Untersuchung

Vorbereitung

Patient in 30–90° Linksseitenlagerung, damit durch Annäherung des Herzens an die Thoraxwand der Abstand zwischen dem Schallkopf und dem Herzen so gering wie möglich gehalten wird.

Durch Abduktion des linken Armes entsteht eine Erweiterung des Interkostalraumes, mit verbesserter Applikation des Schallkopfes.

Bei 20–30° Aufrichtung des Oberkörpers kommt es zur Verminderung der Überlagerung des Herzens durch die Lunge. Gerade die endexspiratorische Beschallung vor allem bei schlecht oder eingeschränkt beschallbaren Patienten führt mitunter zur deutlich besseren Darstellung des Herzens.

Danach folgt die genaue Geräteeinstellung.

Ablauf der Untersuchung

Applikationsorte (Abb. 3.**1**)

obligat < parasternal links / apikal

fakultativ < subkostal / suprasternal

Merke: Möglichkeiten zur Schallkopfmanipulation: Bewegung um die Achse b entspricht einer Rotation, um die Achse c einem Kippen des Schallkopfes in der Schallebene, und um die Achse a einem Kippen senkrecht zur Schallebene (Abb. 3.**2**).

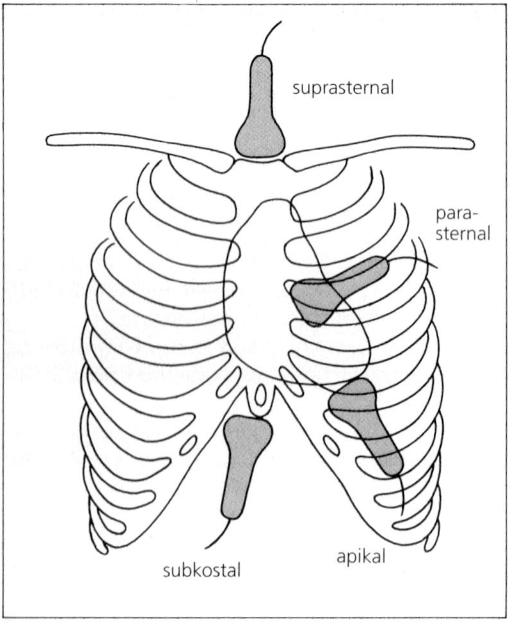

Abb. 3.**1** Applikationsorte.

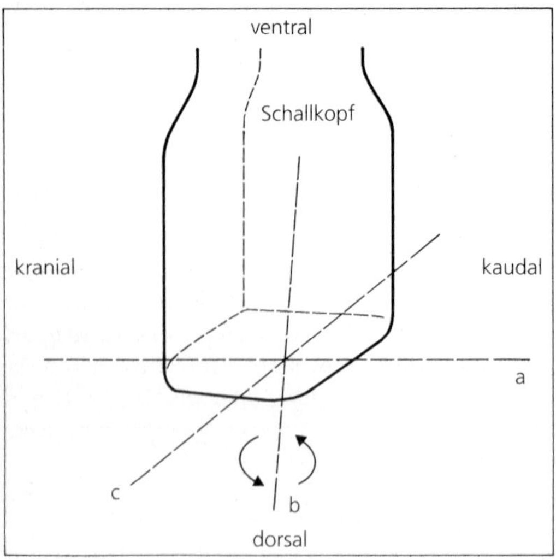

Abb. 3.**2** Bewegungsmöglichkeiten des Schallkopfes unter Beibehaltung des Applikationsortes.

Schnittebenen
Die Schnittebenen werden an den Applikationsorten durch Beschallung in der Längsachse oder durch Drehen des Schallkopfes um 90° in der Querachse dargestellt.

International definierte Schnittebene (2D + TM):

parasternal:	lange Achse	2D- und TM-Echo
	kurze Achse	hohe kurze Achse (2D + TM)
		Mitralklappenebene
		Papillarmuskelebene
		Herzspitze
apikal:	4-Kammerblick	
	2-Kammerblick	
subkostal:	4-Kammerblick	
	kurze Achse	
suprasternal:	parallel zum Aortenbogen	
	quer zum Aortenbogen	

Einzeldarstellung der Schnittebenen im 2D- und TM-Verfahren

Parasternal: lange Achse

Schallkopf links parasternal zwischen 3. und 5. ICR, Sektorebene parallel zur langen Herzachse.

Lagerung:
in 30–90° Linksseitenlage, Abduktion des linken Armes, 20–30° Aufrichtung des Oberkörpers (Abb. 3.**3**).

Die 2dimensionale Darstellung ermöglicht die Beurteilung folgender kardialer Strukturen (Abb. 3.**4**):
linker Vorhof (LA),
linker Ventrikel (LV),
Mitralklappe (MK),
Hinterwand (LVPW),
interventrikuläres Septum (IVS),
rechter Ventrikel (RV).

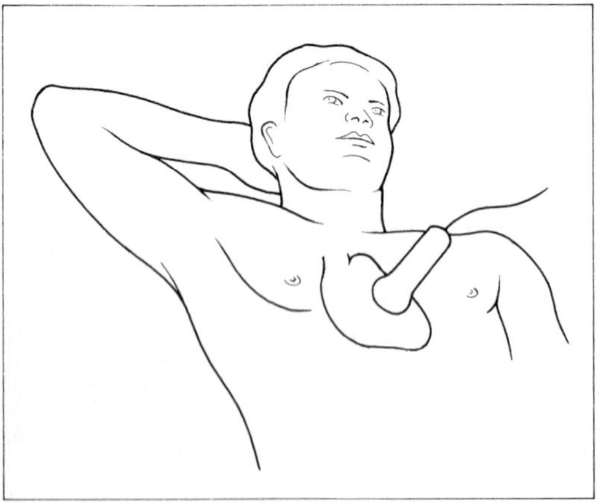

Abb. 3.**3**
Applikationsort der parasternal langen Achse.

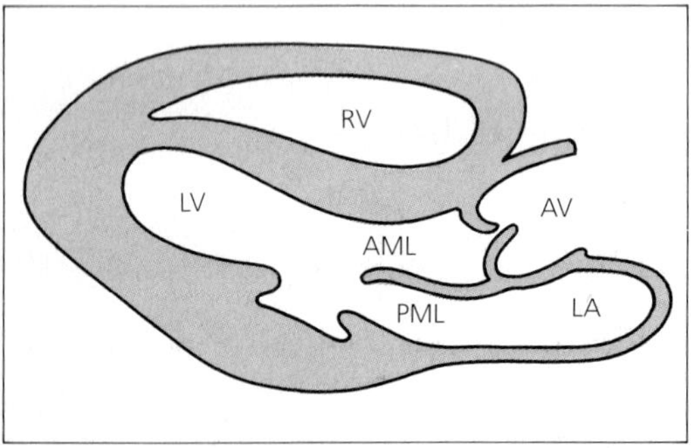

Abb. 3.**4**
2D-Bild bei parasternal langer Achse.

Die 1- und 2dimensionale Darstellung über die parasternale Längsachse des Herzens wird als parasternal lange Achse „long axis view" oder longitudinal Scan bezeichnet (Abb. 3.**5–9**).

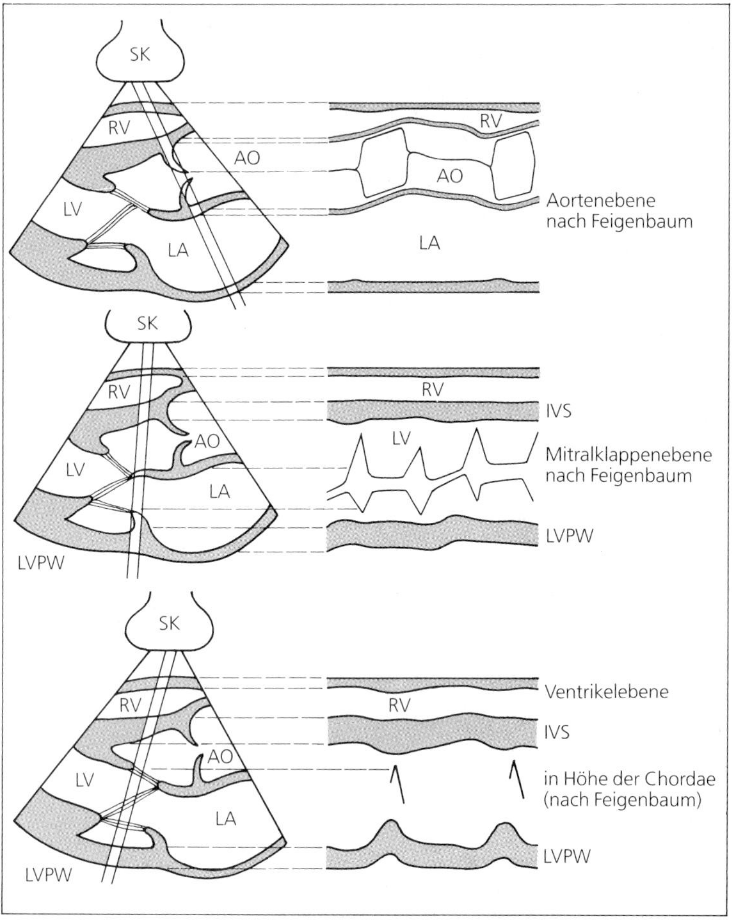

Abb. 3.**5** SWEEP über die parasternal lange Achse.

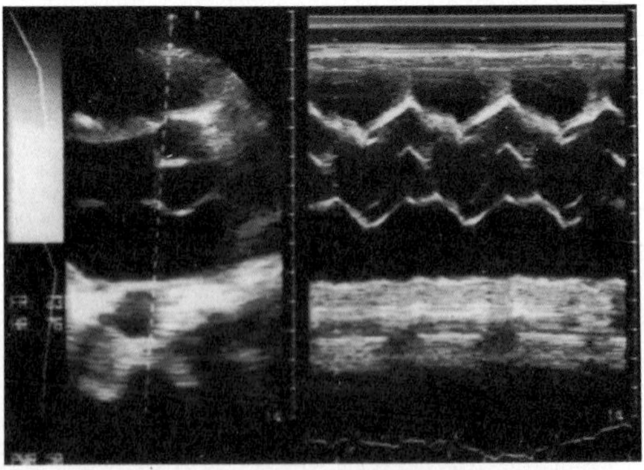

Abb. 3.**6**
Parasternal lange Achse über Aorta und linkem Vorhof im 2D- und M-Mode-Bild (sog. „kastenartige" Öffnung der Aortentaschenklappe).

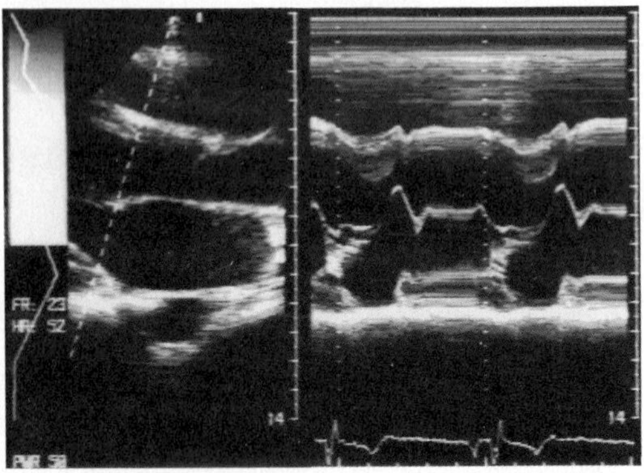

Abb. 3.**7**
Parasternal lange Achse über der Mitralklappe während der Diastole in 2D- und M-Mode-Bild („M"- und „W"-Form des vorderen und hinteren Mitralsegels).

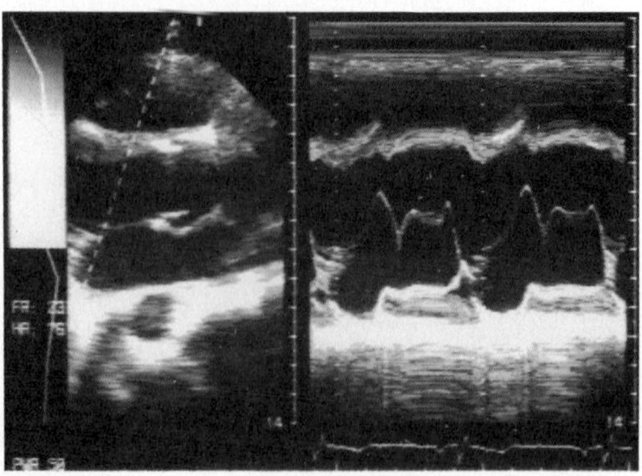

Abb. 3.**8**
Parasternal lange Achse über der Mitralklappe während der Systole im 2D- und M-Mode-Bild.

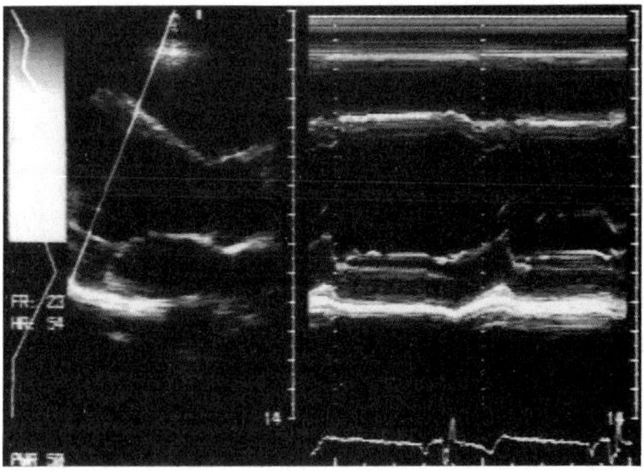

Abb. 3.**9**
Parasternal lange Achse unterhalb der Mitralklappenebene in Höhe der Chordae tendineae in 2D- und M-Mode-Bild (Meßpunkte für die Funktion des linken Ventrikels!).

Parasternal: kurze Achse

Lagerung des Patienten wie bei der langen Achse. Durch Drehung des Schallkopfes um 90° zur langen Herzachse wird diese Schnittebene dargestellt. Zur Darstellung der kurzen Achse (Aortenklappenebene), Mitralklappenebene, Papillarmuskel sowie Herzspitze braucht man lediglich den Schallkopf nach kranial oder unter Beibehaltung des Interkostalraumes nach kaudal zu kippen.

Hohe kurze Achse (Abb. 3.**10**)
Folgende Strukturen können in dieser Ebene gut analysiert werden:

Aortenklappe, evtl. Koronararterien,
Trikuspidalklappe (TV),
rechter Vorhof (RA),
linker Vorhof (LA),
Pulmonalklappe (PV),
Septum interatrialis, LCA bzw. RCA (Abb. 3.**11**, 3.**12**).

Merke: Gelegentlich ist durch eine Drehung um 110° statt 90° eine bessere Darstellung dieser Schnittebene möglich.

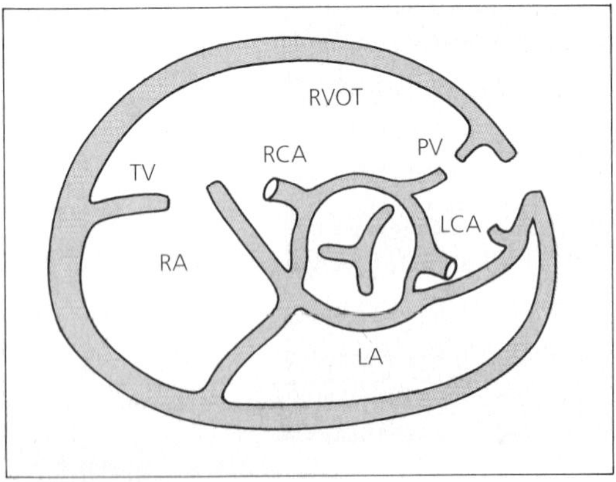

Abb. 3.**10**
Parasternal hohe kurze Achse (Aortenklappenebene).

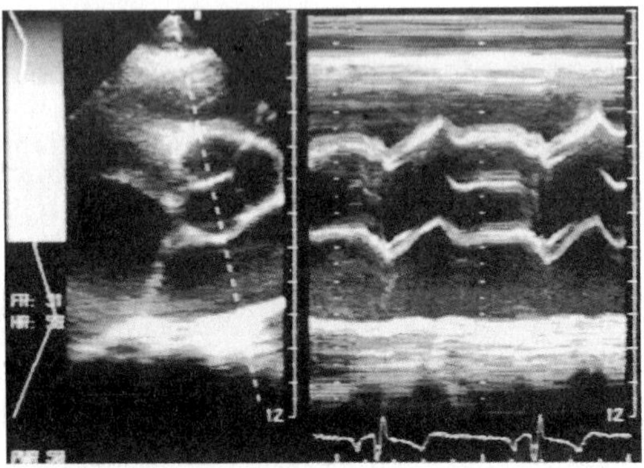

Abb. 3.**11**
Parasternal kurze Achse in Höhe der Aorten- und Pulmonalklappenebene im 2D- (sog. „Mercedesstern" der Aorta) und simultaner Darstellung der Aorta im M-Mode-Bild.

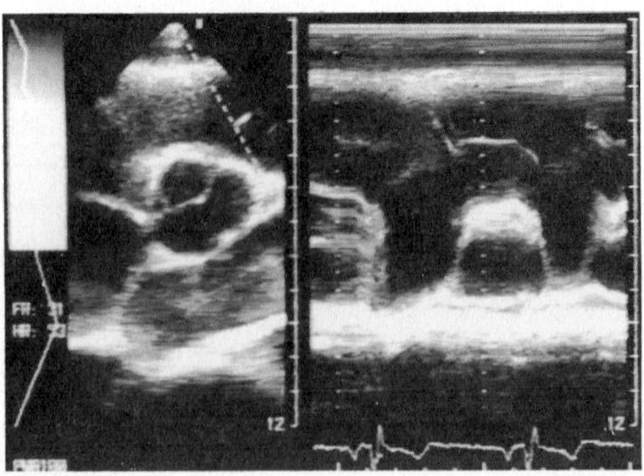

Abb. 3.**12**
Parasternal kurze Achse in Höhe der Aorta und Pulmonalklappe mit simultaner Aufzeichnung der Pulmonalklappe im M-Mode-Bild.

Mitralklappenebene (Abb. 3.**13**, 3.**14**)
Zweckmäßigerweise wird diese Schnittebene in der parasternalen kurzen Achse als erste dargestellt, da die Morphologie sowie Funktion der Mitralklappe in dieser Schnittebene analysiert werden kann.

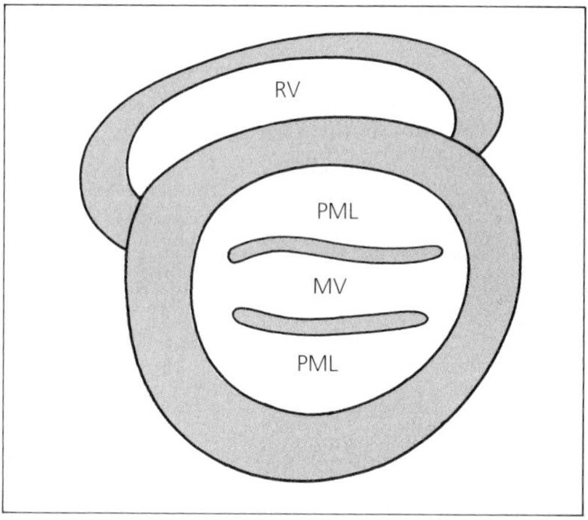

Abb. 3.**13**

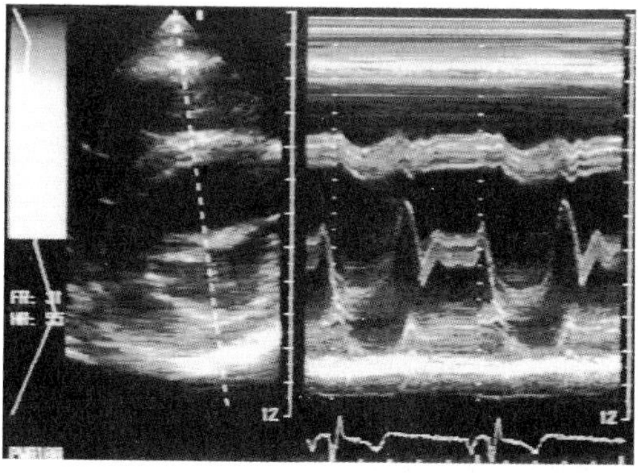

Abb. 3.**14** Parasternal kurze Achse in Höhe der Mitralklappenebene in 2D- („Fischmaul" der Mitralklappe während der Diastole) mit simultaner M-Mode-Aufzeichnung („M"- und „W"-Form des vorderen und hinteren Mitralsegels).

Papillarmuskelebene (Abb. 3.**15**, 3.**16**)
Diese Schnittebene sollte als zweite Schnittführung angestrebt werden, da auch in dieser Ebene Morphologie und Funktionsabläufe der einzelnen Wandabschnitte beurteilt werden können.

Herzspitze
Durch weiteres Kippen des Schallkopfes distal der Papillarmuskelebene läßt sich auch die Herzspitze darstellen.

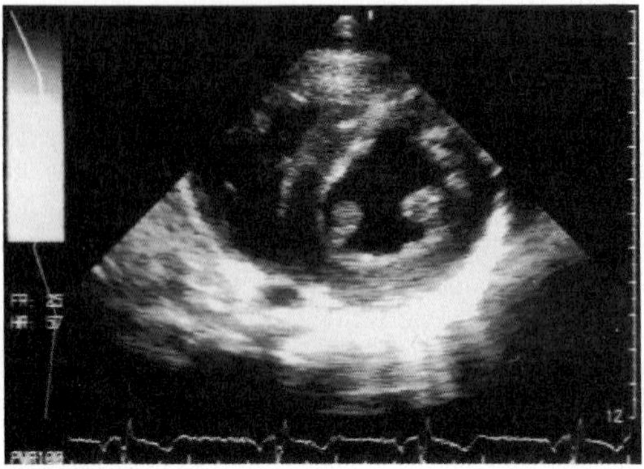

Abb. 3.**15**
Parasternal kurze Achse in Höhe der Papillarmuskelebene („Pilzfigur") im 2D-Bild.

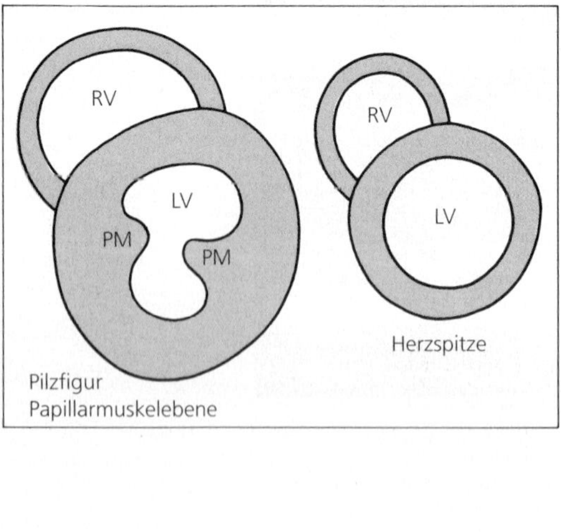

Abb. 3.**16**

Apikal: 4-Kammerblick

Zuerst wird der Herzspitzenstoß (bzw. 5. ICR links in der MCL) palpatorisch lokalisiert. Hier wird der Schallkopf aufgesetzt. Die Sektorachse steht 90° zur langen Herzachse. Diese Schnittebene ermöglicht eine genaue Analyse der Morphologie und Funktion des RA, RV, LV, LA, sowie IVS. Zusätzlich können die Segelklappen beurteilt werden (Abb. 3.**17**).

Merke: Dopplerechokardiographische Untersuchungen der AV-Klappen erfolgen in dieser Schnittebene.

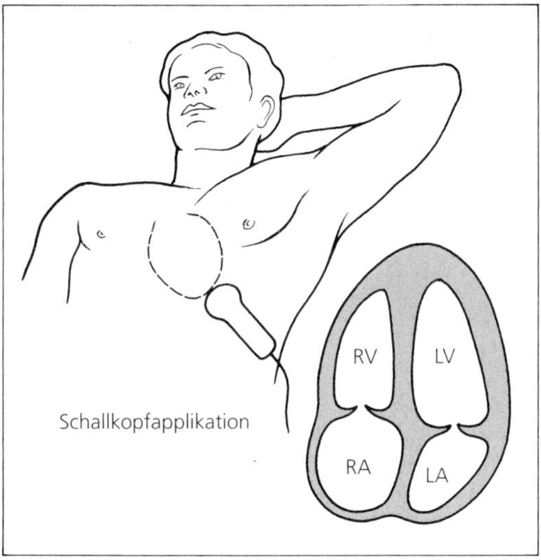

Abb. 3.**17**
Apikaler 4-Kammerblick.

Apikal: 2-Kammerblick

Die Darstellung des 2-Kammerblicks erfolgt durch Drehung des Schallkopfes auf die Herzspitze um 90° zur rechten Seite des Körpers. Sie wird selten optimal dargestellt. Es muß versucht werden, den linken Ventrikel bis zum apikalen Anteil darzustellen.

Diese Darstellung ähnelt der angiographischen 30°-RAO-Ebene, weshalb sie auch als RAO-Äquivalent bezeichnet wird (Abb. 3.**18**).

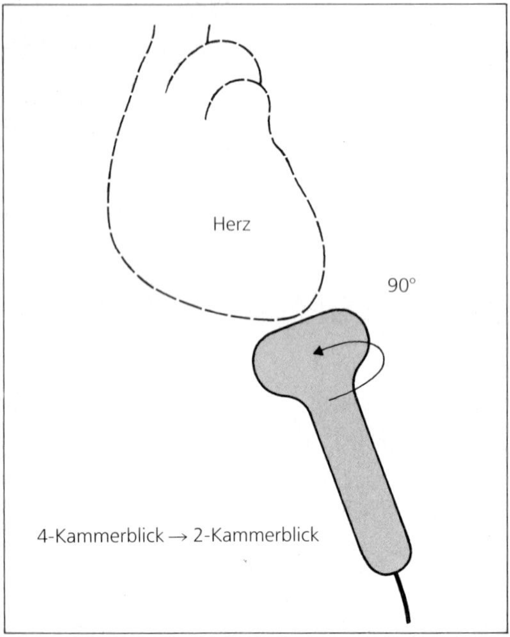

Abb. 3.**18**

Folgende kardiale Strukturen werden durch den 2-Kammerblick beurteilt (Abb. 3.**19**):

linker Ventrikel (LV),
linker Vorhof (LA),
Mitralklappe (Mi),
linksventrikuläre Vorderwand (LVAW),
linksventrikuläre Hinterwand (LVPW) (Abb. 3.**20**, 3.**21**).

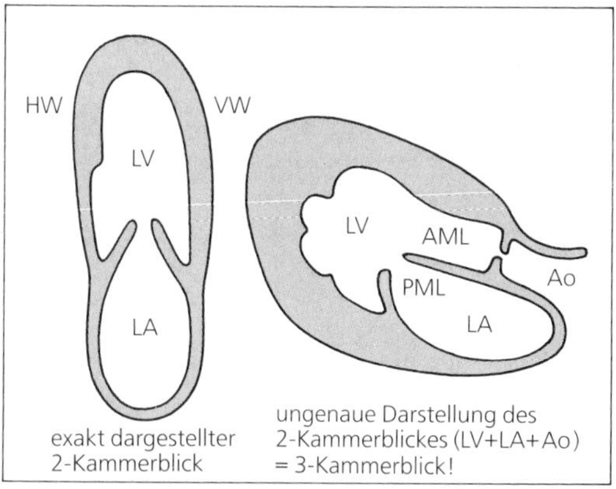

Abb. 3.**19**
Apikaler 2-Kammerblick.

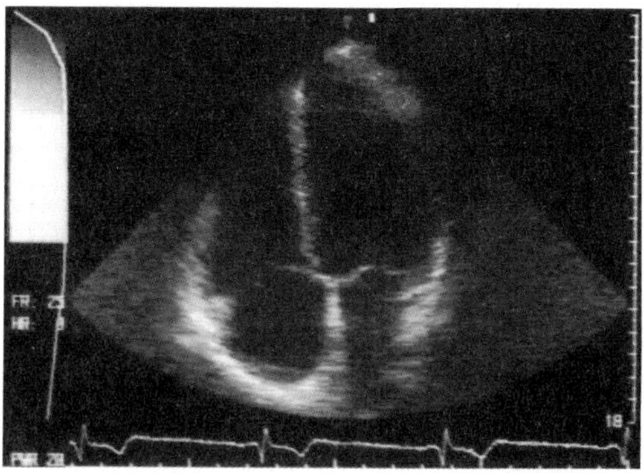

Abb. 3.**20**
Normalbefund: apikaler 4-Kammerblick. Rechts: schallkopfnah linker Ventrikel, schallkopffern linker Vorhof.

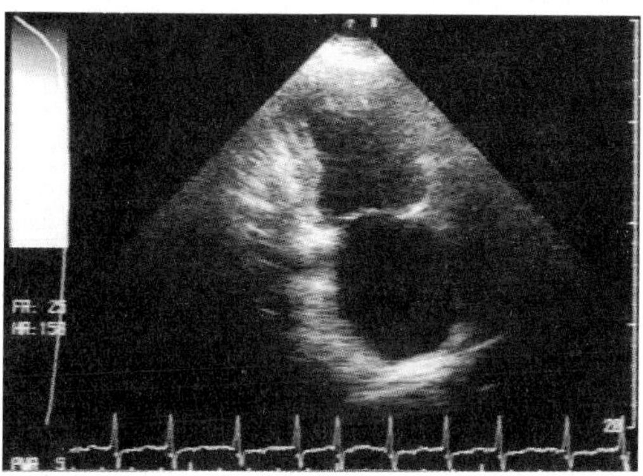

Abb. 3.**21**
Apikaler 2-Kammerblick mit exakter Darstellung des linken Ventrikels (schallkopfnah) und des linken Vorhofes (schallkopffern). In diesem Fall vergrößerter linker Vorhof.

Subkostale Schnittebene

Lagerung des Patienten
Rückenlage mit abgewinkelten aufgestellten Beinen. Der Schallkopf wird subkostal im epigastrischen Winkel plaziert (Abb. 3.**22**).

Folgende Strukturen können in dieser Ebene beurteilt werden:
- rechter Vorhof,
- rechter Ventrikel,
- linker Vorhof,
- linker Ventrikel,
- Mitralklappe,
- Trikuspidalklappe,
- Ventrikelwand,
- Septum interventricularis.

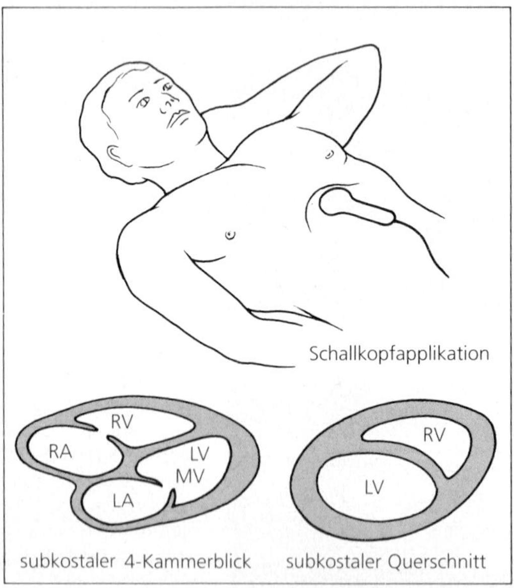

Abb. 3.**22**

Suprasternale Schnittebene

Lagerung
Rückenlage des Patienten mit überstrecktem Kopf (evtl. Kissen unter die Schulter) (Abb. 3.**23**).

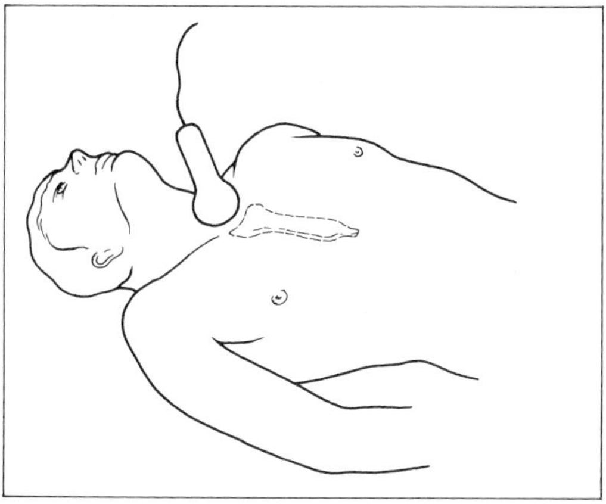

Abb. 3.**23**

Position des Schallkopfes
Der Schallkopf wird im Jugulum aufgelegt. Durch Drehung des Schallkopfes muß die Schnittebene so dargestellt werden, daß sie parallel zum Aortenbogen steht. Diese Schnittebene ist bei folgender Fragestellung von besonderer Bedeutung (Abb. 3.**24**):

Aortenaneurysma und dessen Ausdehnung,
Aortenisthmusstenose,
Dissektion, Aortendissektion,
Ektasie der Pulmonalarterien usw.,
Ductus Botalli.

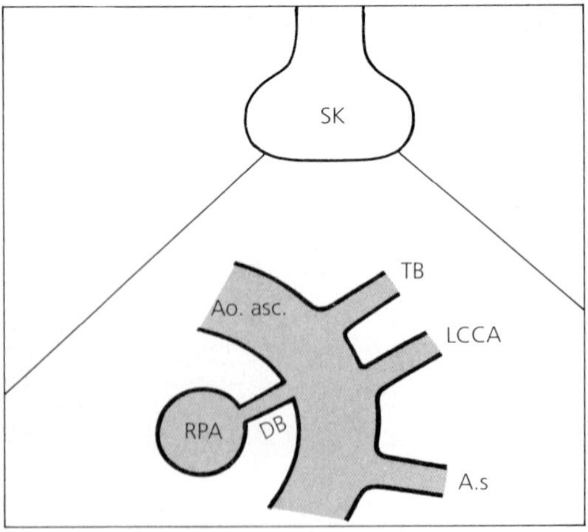

Abb. 3.**24**
TB: Truncus brachiocephalicus links
LCCA: A. carotis communis sinistra
PA: Pulmonalarterie
DB: Ductus Botalli

Durch 90°-Drehung des Schallkopfes wird die suprasternale Schnittebene quer zum Aortenbogen dargestellt, wobei der Truncus pulmonalis im Längsschnitt genauer beurteilt werden kann (Abb. 3.**25**).

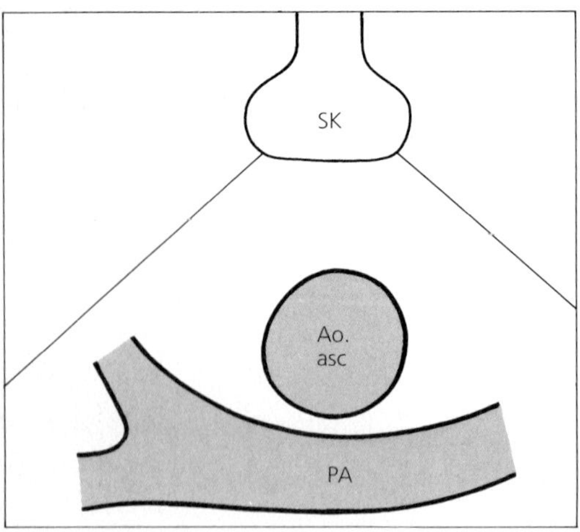

Abb. 3.**25**

4. Die qualitative und quantitative Auswertung des M-Mode-Echokardiogramms

Die Auswertung eines M-Mode-Echokardiogramms ist nur dann zu beurteilen, wenn die Strukturen des Herzens einwandfrei abgrenzbar und gut reproduzierbar sind. Die Schwenkbewegung des Applikators von der Aortenwurzel über die Mitralklappenebene in die Sehnenfaden- und Papillarmuskelregion des linken Ventrikels („major-sweep") entspricht der Längsachse der 2D-Echokardiographie (parasternaler Längsschnitt). Dabei muß möglichst ein gradliniger Übergang von der vorderen Aortenwand in das Kammerseptum und von der hinteren Aortenwand in das vordere Mitralsegel sowie in den linken atrialen und linksventrikulären Bereich angestrebt werden.

Merke: Eine schräge Durchschallung des linken Ventrikels ist eine ungenaue Aussage. Schwenkbewegungen in der Querachse („minor-sweep") oder („Transversal-SCAN") gewährleisten oft eine sicherere Aussage über die Herzwanddicken als der parasternale Längsschnitt.

Die Dimensionsermittlung insbesondere der enddiastolischen linksventrikulären Durchmesser und die Bestimmung der Dicken von Hinterwand und Septum sowie die Dimensionen des rechten Ventrikels, des linken Vorhofes und der Aortenwurzel ist mit der M-Mode-Echokardiographie im Querschnitt somit häufig präziser und zuverlässiger.

Die quantitative Vermessung erfolgt im Echokardiogramm normalerweise bei einer Geschwindigkeit von 25 oder 50 mm/s.

Alle quantitativen Distanzmessungen werden üblicherweise entsprechend der amerikanischen Gesellschaft für Echokardiographie nach der „Leading-Edge-Methode“ ausgeführt. Hierbei wird von der Vorderkante der jeweils interessierenden Echolinien gemessen (Abb. 4.**1**).

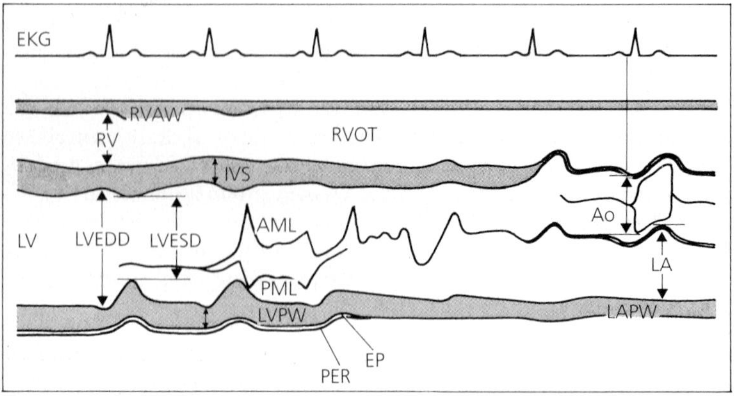

Abb. 4.**1**

RV	rechter Ventrikel	AML	vorderes Mitralsegel
RVOT	rechtsventrikulärer Ausflußtrakt	PML	hinteres Mitralsegel
IVS	Septum interventriculare	AO	Aorta
LV	Linker Ventrikel	LA	linker Vorhof
LVESD	linksventrikulärer endsystolischer Durchmesser	PER	Perikard
LVEDD	linksventrikulärer enddiastolischer Durchmesser	EP	Epikard

Linker Vorhof im M-Mode-Echokardiogramm

Der Durchmesser des linken Vorhofes wird am Ende der Ventrikelsystole gemessen, an dem die hintere Aortenwand die am weitesten nach anterior gerichtete Bewegung vollzogen hat und damit der linke Vorhof seinen größten Durchmesser aufweist (endsystolisch).

Die Dicke der hinteren Aortenwand geht in die Messung mit ein. Die Messung des linksatrialen Durchmessers erfolgt bei der Aufzeichnung der linksatrialen Hinterwand in die linsventrikuläre Hinterwand, womit die Bestimmung der Größe des linken Vorhofes bei senkrechter Anlotung in Höhe der Aortenklappe gewährleistet wird, da der linke Vorhof in einem schrägen Durchmesser möglicherweise zu groß gemessen wird. Das Verhältnis der Durchmesser des linken Vorhofes zur Aortenwurzel liegt bei Herzgesunden zwischen 0,8 und 1,3. Der Durchmesser des normal großen linken Vorhofes beträgt maximal 40 mm. Die Messungen erfolgen sowohl im Bereich der Aortenwurzel, wie auch im Bereich des linken Vorhofes nach der Leading-Edge-Methode (Abb. 4.**2**).

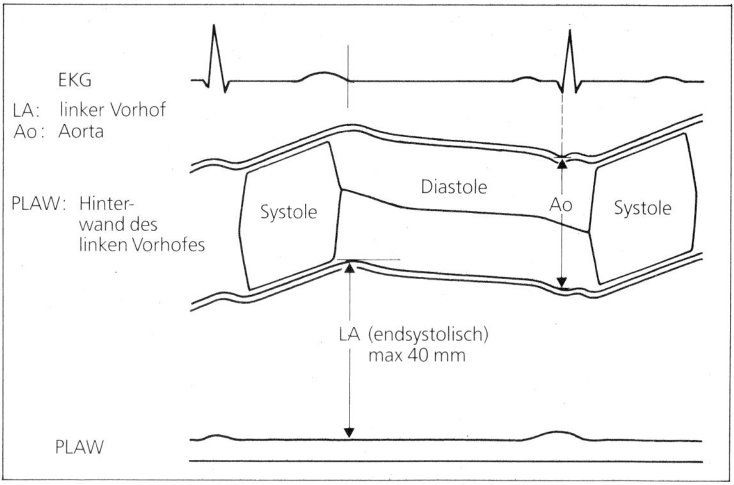

Abb. 4.**2** Linker Vorhof und Aortenklappe im M-Mode.

Vergrößerter linker Vorhof bei:
Mitralstenose, Mitralinsuffizienz, linksventrikulärer Dehnbarkeitsstörung (z.B. hypertrophische Kardiomyopathien, Aortenstenosen), koronaren Herzkrankheiten, dilatativer Kardiomyopathie, Vorhofseptumdefekt, Ventrikelseptumdefekt.

Linker Ventrikel im M-Mode-Echokardiogramm

Für die Auswertung und Beurteilung des linken Ventrikels im M-Mode müssen folgende Voraussetzungen erfüllt sein:

1. Die Vermessung erfolgt in der parasternalen langen oder kurzen Achse.
2. In der parasternal langen Achse sollte das Septum möglichst horizontal verlaufen.
3. Das Endokard des Septums und der linksventrikulären Hinterwand (LVPW) sollte in sich geschlossen sein.
4. Der Meßpunkt liegt unterhalb des vorderen Mitralsegels in Höhe des vorderen Sehnenfadens (CH) und oberhalb des vorderen Papillarmuskels („sog. Aufstrich des vorderen Sehnenfadens").
5. Meßwerte der linksparasternalen langen und kurzen Achse sollten identisch sein.

Linksventrikulärer Durchmesser enddiastolisch (LVEDD): Die Messung des enddiastolischen Durchmessers erfolgt zu Beginn des QRS-Komplexes im EKG (elektrische Systole).

Die Vermessung nach „Leading-Edge-Methode" erfolgt von der Vorderkante der Echolinie des IVS bis zur Vorderkante des Endokards der linksventrikulären Hinterwand zu Beginn des QRS-Komplexes, da sie im EKG vor der mechanischen Enddiastole liegt. Es ist daher nicht korrekt, den größten linksventrikulären Durchmesser vor Beginn der Ventrikelkontraktion zu wählen, weil am Ende der isometrischen Anspannungsphase eine Umformung des linken Ventrikels mit Verkürzung der Längs- und Querachse eintritt.

Diskrepanzen zwischen der M-Mode und 2D-Ausmessung ergeben sich insbesondere bei Patienten mit kleinem echokardiographischem Fenster, wobei eine schräge Durchschallung des linken Ventrikels häufig hinzukommt.

Linksventrikulärer Durchmesser endsystolisch (LVESD): Die Ausmessung des endsystolischen Durchmessers erfolgt zum Zeitpunkt der maximalen dorsal gerichteten Bewegung des Kammerseptums und der größten Anteriorbewegung der linksventrikulären Hinterwand (Abb. 4.**3**).

Paradoxe Septumbeweglichkeiten werden alternativ zum Zeitpunkt der am weitesten nach vorn gerichteten Bewegung der Hinterwand gemessen.

Es ist wichtig, daß stets die kürzeste senkrechte Verbindung zwischen Septum und Hinterwand endsystolisch gemessen wird. Die kürzeste Verbindungslinie zwischen den beiden Strukturen ergibt sich auch nicht, wenn das Maximum der Dorsalbewegung des

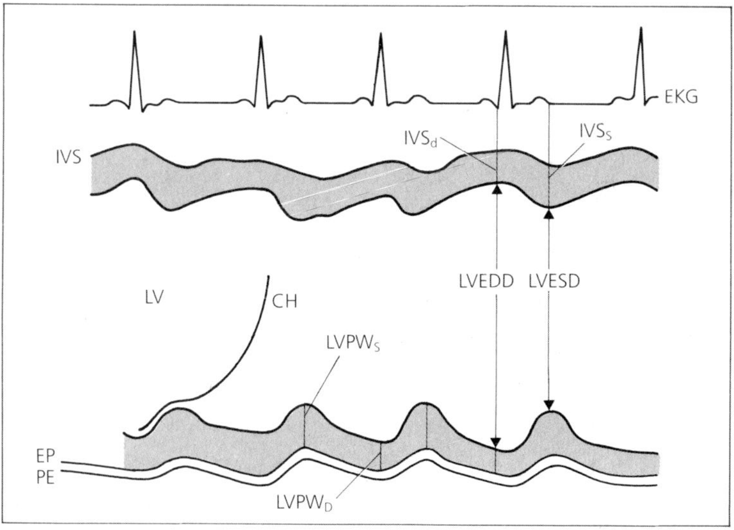

Abb. 4.**3** Linker Ventrikel im M-Mode.

IVS	systolische bzw.
IVS_d	diastolische Dicke des interventrikulären Septums
LVEDD	enddiastolischer bzw.
LVESD	endsystolischer Durchm. des linken Ventrikels
$LVPW_D$	diastolische bzw.
$LVPW_s$	systolische Dicke der linksventrikulären Hinterwand
CH	Chordae
EP	Epikard
PER	Perikard
LV	linker Ventrikel

Septums zeitlich früher erreicht wird als das Maximum der systolischen Anteriorbewegung der Hinterwand. Dieses sieht man recht häufig bei Volumenbelastung des linken Ventrikels oder Kontraktionsanomalien des Septums infolge Linksschenkelblock oder WPW-Syndrom. Solche Befunde eignen sich nicht zur Berechnung der üblichen Parameter der linksventrikulären Funktion.

Enddiastolischer Durchmesser (LVEDD): 40–56 mm (abhängig von der Körperoberfläche).
Endsystolischer Durchmesser (LVESD): 24–41 mm (abhängig von der Körperoberflächc).
Ejektionsfraktion (EF): ca. 60%

Aus der Differenz zwischen enddiastolischem und endsystolischem linksventrikulären Durchmesser dividiert durch den enddiastolischen Durchmesser wird die prozentuale systolische Durchmesserverkürzung (Fractional-shortening-FS) berechnet. Die „FS" erlaubt eine Abschätzung der linksventrikulären Funktion:

$$FS = \frac{LVEDD - LVESD}{LVEDD} * 100\ (\%)$$

Normalwert: größer als 30%.

Vergrößerter linksventrikulärer Durchmesser bei:
Linksherzdekompensation bei chronischer Druck- oder Volumenbelastung,
bei fortgeschrittener koronarer Herzkrankheit,
Mitralinsuffizienz,
Aorteninsuffizienz,
dilatative Kardiomyopathie,
Ventrikelseptumdefekt.

Linksventrikuläre Hinterwand im M-Mode-Echokardiogramm (Normalwert 7–12 mm enddiastolisch):
Die Dicke der linksventrikulären Hinterwand wird ebenfalls zu Beginn des QRS-Komplexes in Höhe der Spitze des vorderen Mitralsegels bestimmt. Das relativ schwache Echo des Endokards sowie die Vorderkante des Epikards sollen abgrenzbar und klar dargestellt werden.

Die Ausmessung der Hinterwanddicke erfolgt ebenfalls nach der Leading-Edge-Methode von Vorderkante zu Vorderkante der entsprechenden Echostrukturen. Die diastolische Dicke der linksventrikulären Hinterwand sollte nicht zu weit spitzenwärts der Chordae tendineae erfolgen, da sonst durch die parietalen Papillarmuskeln zu hohe Werte vorliegen (Abb. **4.4**).

Hinterwanddicke enddiastolisch (Normwert: 7–12 mm)

Verdickt bei:
chronischer linksventrikulärer Druckbelastung,
hypertrophisch-nichtobstruktiver Kardiomyopathie (HNOCM),
evtl. bei hypertrophisch-obstruktiver Kardiomyopathie (HOCM),
Speicherkrankheiten.

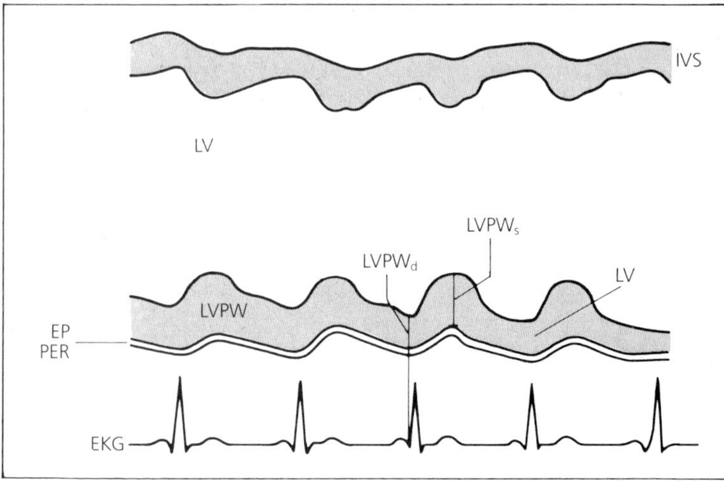

Abb. 4.**4** Linksventrikuläre Hinterwand im M-Mode.
$LVPW_s$ Dicke der linksventrikulären Hinterwand in der Systole
$LVPW_d$ Dicke der linksventrikulären Hinterwand in der Diastole
PER Perikard
EP Epikard

Septum interventriculare im M-Mode-Echokardiogramm

Dicke des Kammerseptums (Normalwert 7–12 mm enddiastolisch): Das Septum interventriculare ist durch einen rechts- und einen linksventrikularen Anteil unterscheidbar. Während der Systole zeigt das rechtsventrikuläre Septum (RS) eine geringere Exkursionsamplitude als das linksventrikuläre Septum (LS).

Die Septumdicke wird zum Zeitpunkt der Enddiastole bestimmt, wenn das Kammerseptum systolisch und diastolisch sowohl zum rechten wie auch linken Ventrikel hin als durchgehende Linie abgrenzbar ist. Die Bestimmung der Septumdicke erfolgt an der gleichen Stelle, an der auch die links- und rechtsventrikulären Durchmesser bestimmt werden.

Es wird wiederum zu Beginn des QRS-Komplexes im EKG vorgenommen, jedoch nicht zu nahe an der Herzbasis, da das Septum membranatium im subaortalen Bereich dünner ist als in der Ventrikelmitte.

Die Ausmessung der diastolischen Septumdicke erfolgt wiederum in annähernd senkrechter Schallrichtung. Eine schräge Beschallung erkennt man dadurch, daß sich links- und rechtsventrikuläre Septumbegrenzungen nicht während des gesamten Herzzyklus als durchgehende Linie darstellen, sondern systolisch und diastolisch Konturunterbrechungen aufweisen.

Wird das Ventrikelseptum zu hoch oder zu niedrig angelotet, kann eine Diskontinuität zwischen Aortenwand und Septum vorgetäuscht werden und zu Fehlinterpretationen führen, wobei aortenwurzelnah das interventrikuläre Septum der systolischen Vorwärtsbewegung der Aortenwand folgt (Abb. 4.**5**).

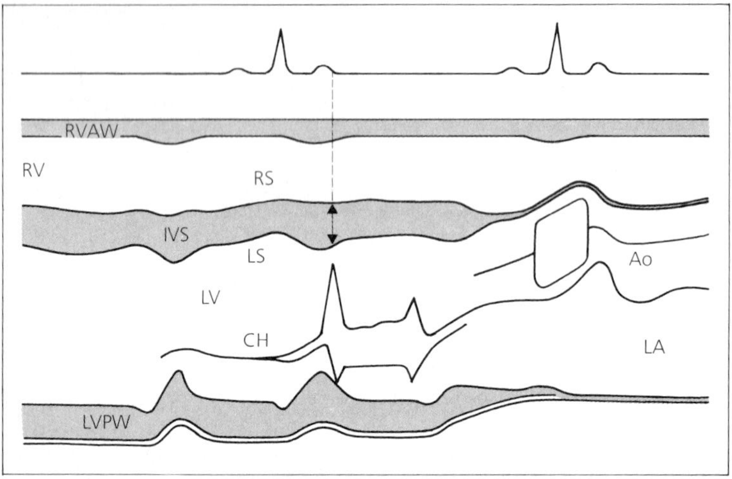

Abb. 4.**5**

RVAW Vorderwand des rechten Ventrikels
RV rechter Ventrikel
RS rechtes ventrikuläres Septum
LS linkes ventrikuläres Septum
LV linkes Ventrikel
LA linker Vorhof
LVPW linke ventrikuläre Hinterwand

Septumdicke enddiastolisch (Normwert 7–12 mm)

Verdickt bei:
chronischer Druckbelastung des linken Ventrikels,
Speicherkrankheiten, koronarer Herzkrankheit
im fortgeschrittenen Stadium,
nach Hinterwandinfarkt,
hypertrophisch-obstruktiver Kardiomyopathie (HOCM),
hypertrophisch-nichtobstruktiver Kardiomyopathie (HNOCM),
asymmetrischer Septumhypertrophie (ASH),
evtl. bei pulmonaler Hypertrophie,
evtl. bei Pulmonalstenose.

Pathologische Beweglichkeit bei:
rechtsventrikulärer Volumenbelastung, Herzvitien,
angeborenen Herzvitien,
pulmonaler Hypertonie?
hypertrophisch-obstruktiver Kardiomyopathie (HOCM),
hypertrophisch-nichtobstruktiver Kardiomyopathie (HNOCM),
Linksschenkelblock,
WPW-Syndrom Typ B,
nach kardiochirurgischen Eingriffen,
rechtsventrikulärer Schrittmacherelektrode,
evtl. bei koronarer Herzkrankheit (Zustand nach VW-Infarkt).

Merke:

1. Veränderungen der septalen Echos bei Rechtsherzbelastung zeigen sich durch typische Bewegungsabläufe des Septums, wobei der Typ A und Typ B der Bewegung unterschieden wird.
   Typ A entspricht der paradoxen, d.h. einer parallelen systolischen Bewegung der Echos von der Herzhinterwand und Septum interventriculare. Eine Ventrikelseptumbewegung ist nur dann paradox, wenn die systolische Bewegungsumkehr auch jenseits des sogenannten „Piwo-Point" bleibt (Angelpunkt). Im Piwo-Point wird das typische Einsetzen der linksventrikulären Austreibung nach dorsal gerichtete septale Bewegungsmuster sichtbar. Die Gegenbewegung der Herzhinterwand kommt mehr ventrikelwärts zur Darstellung.
   Typ B bezieht sich auf die Verflachung des normalen Bewegungsablaufes des septalen Echos.

2. Abnorme Bewegungsamplituden entstehen, wenn ein Überwiegen des rechtsventrikulären gegenüber dem linksventrikulären Schlagvolumen vorliegt (Vitien mit Links-rechts-Shunt, Vorhof-Septumdefekt vom Primium- oder Sekundum-Typ, portale Hypertension mit Trikuspidalinsuffizienz).
3. Oszillationen des linksventrikulären Septums werden bei Aortenklappeninsuffizienz beobachtet.
4. Reizleitungsstörungen wie kompletter Linksschenkelblock zeigen verfrühte oder abrupte Dorsalbewegungen des Septums gegen die Hinterwand.
5. Beim WPW-Syndrom kann es zu einem dem linksschenkelblockähnlichen septalen Bewegungsmuster kommen.
6. Eine asymmetrische Septumverdickung wird angenommen, wenn der Quotient der enddiastolischen Dicken von Septum zu Hinterwand größer als 1,3 und die Septumdicke mehr als 14 mm beträgt.
7. Die Beurteilung der Septumdicke im 2D-Verfahren kann problematisch sein, da sich der Hypertrophieprozeß des Kammerseptums in den einzelnen Abschnitten ändern kann.

Rechter Ventrikel im M-Mode-Echokardiogramm

Die Ausmessung des rechtsventrikulären Durchmessers ist nur möglich, wenn das rechtsventrikuläre Endokard des Kammerseptums und das rechtsventrikuläre Endokard der Vorderwand klar abgrenzbar ist. Die Dimensionsmessung erfolgt an der Stelle, an der der dahinter liegende linke Ventrikel von den Mitralsegeln in die Sehnenfadenregion übergeht. Die Messungen sollten möglichst in Exspirationsstellung und in Rückenlage mit dem auf dem Sternum senkrecht aufgesetzten Schallkopf erfolgen. In ausgeprägter Inspiration und auch in halbschräger Linksseitenlage nimmt der Durchmesser des rechten Ventrikels meist um mehrere Millimeter zu. Die Messung wird am Ende der Ventrikel-Diastole zu Beginn des QRS-Komplexes im EKG, senkrecht zum Endokard und zur rechtsventrikulären Vorderwand nach der Leading-Edge-Methode durchgeführt (enddiastolisch).

Schon geringe Verschiebungen des Schallkopfes vom Sternum können erhebliche Änderungen der Distanzen verursachen.

Der gemessene Durchmesser liegt bei Normalpersonen in der Regel um 20 mm. Eine eindeutige Vergrößerung des rechten Ventrikels besteht bei über 30 mm (Abb. 4.**6**).

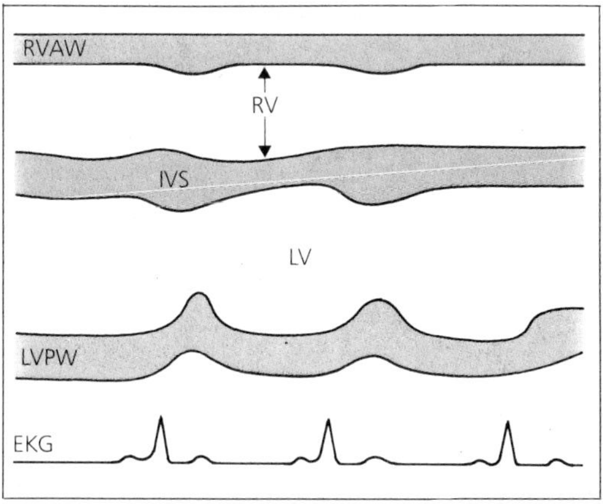

Abb. 4.**6**
Rechter Ventrikel im M-Mode.

Rechter Ventrikel vergrößert bei: Mitralstenose, Vorhofseptumdefekt, Ventrikelseptumdefekt, Trikuspidalinsuffizienz, dilatativer Kardiomyopathie, Pulmonalinsuffizienz, Mitralinsuffizienz (sekundär). Verkleinert bei: infundibulärer Pulmonalstenose, konzentrischer Hypertrophie.

Rechter Vorhof
Das M-Mode-Echokardiogramm gibt keine genaue Darstellung über die Größe und die Funktion des rechten Vorhofes. Hier ist das 2D-Verfahren vorzuziehen.

M-Mode-Echokardiographie der Mitralklappen

Die Mitralsegel (Cuspis ant. et post.)
Die am leichtesten zu identifizierenden Strukturen des Herzens sind die Mitralklappen. Deswegen sind sie immer als echokardiographische „Landmarken“ zuerst auffindbar.

Mitralklappen
Am besten in linksparasternaler Schnittebene darstellbar. Das Bewegungsmuster der beiden Klappensegel entsteht durch den wechselnden Druckgradienten zwischen dem linken Vorhof und der linken Kammer, während der verschiedenen Phasen des Herzzyklus. Die Blutmenge, die durch das Mitralostium strömt, beeinflußt das Kurvenbild.

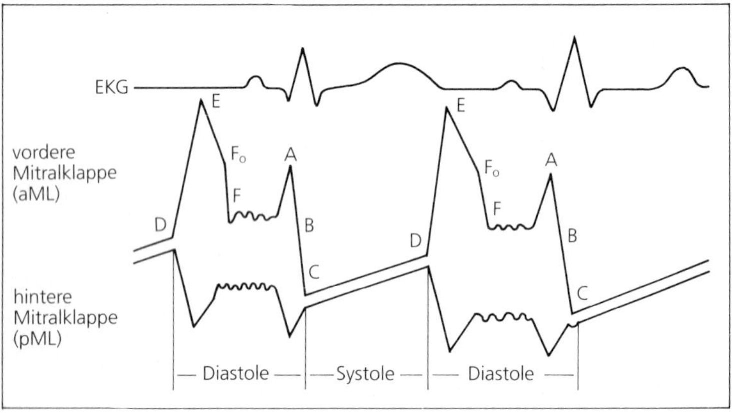

Abb. 4.**7**

Hierbei entstehen typische Bewegungsmuster der vorderen und hinteren Mitralklappe, während der Diastole und Systole. In der Systole verlaufen die geschlossenen Klappen im M-Mode parallel „doppelstrichartig" nach ventral im 20–45°-Winkel, während in der Diastole die typische M-Bewegung des vorderen Mitralsegels und die gegensinnige W-Bewegung des hinteren Mitralsegels entsteht (Abb. 4.**7**).

In der Diastole werden an den Klappen verschiedene Bewegungsabläufe differenziert. So unterscheidet man eine frühdiastolische schnelle Füllungsphase (= DE-Amplitude), der eine langsame mesodiastolische Rückwärtsbewegung der Mitralklappe infolge zunehmenden diastolischen Volumens folgt (EF-Slope), welche dann durch eine infolge aktiver Vorhofkontraktion erneute spätdiastolische Öffnungsamplitude gekennzeichnet ist (= FA-Amplitude). Danach beginnt die endgültige Schließung der Mitralklappe (AC). Von Punkt C bis Punkt D verläuft wieder die Systole in typisch parallelartiger nach vorn gerichteter „Doppelstrichform".

Detaillierte Auswertung des M-Mode-Echokardiogramms im Bereich der Mitralklappe (Abb. 4.**8**)

DEFAB	klassische Markierungspunkte des vorderen Mitralsegels (AML)
DE°F°A°C	klassische Markierungspunkte des hinteren Mitralsegels (PML)

DE-Slope	frühdiastolische Öffnungsgeschwindigkeit des vorderen Mitralsegels
E-E°	„Mitraltunnelweite“
EF-Slope	mesodiastolische Rückwärtsbewegung des vorderen Mitralsegels
AC-Slope	Geschwindigkeit der endgültigen Schließungsbewegung des vorderen Mitralsegels
DE	frühdiastolische Öffnungshöhe des vorderen Mitralsegels
E-IVS	Mitralsegel-Septumabstand zum Zeitpunkt der maximalen frühdiastolischen Auslenkung des vorderen Mitralsegels
FA	spätdiastolische Öffnungshöhe des vorderen Mitralsegels
LVOTd, LVOTs	diastolische bzw. systolische Weite des linksventrikulären Ausflußtraktes

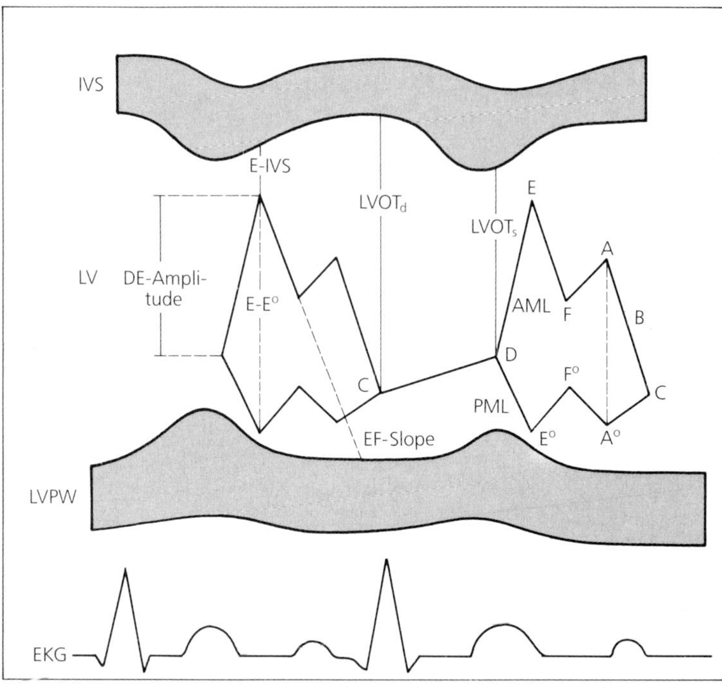

Abb. 4.**8** Mitralklappe im M-Mode.

DE-Amplitude (frühdiastolische Öffnungshöhe des vorderen Mitralsegels)

Voraussetzung zur korrekten Ausmessung ist die vollständige Darstellung beider Mitralsegel. Der DE-Amplitude entspricht die senkrechte Entfernung vom Beginn der Mitralklappenöffnung bis zur maximalen Öffnung. Der Abstand der Spitze des frühdiastolisch maximal geöffneten Mitralsegels zum Kammerseptum (E-IVS) beträgt normalerweise < 5 mm.

Die Öffnungsgeschwindigkeit des vorderen Mitralsegels in der frühen Diastole (DE-Slope) nimmt bei einem hohen frühdiastolischen Druckgradienten zwischen linkem Vorhof und Kammer zu, z. B. Mitralstenose. Bei erhöhtem frühdiastolischem Druck im linken Ventrikel nimmt sie ab. Die Bewegungsamplitude der DE-Strecke ist vermindert bei Mitralstenose sowie Rigidität und Verdickung der Klappen und ist vermindert bei erhöhtem frühdiastolischem Druck im linken Ventrikel (Herzinsuffizienz mit linksventrikulärer Dilatation). Die Bewegungsamplitude DE ist vergrößert bei abnorm gesteigerter frühdiastolischer Strömung durch das Mitralostium (erhöhte Volumenbelastung der linken Kammer, wie bei hochgradiger Mitralinsuffizienz) (Abb. 4.**9**, 4.**10**).

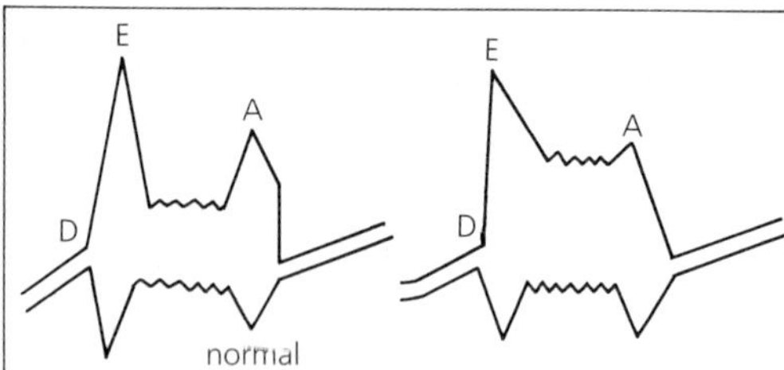

normale DE-Amplitude

steiler Verlauf und normal bis verminderte frühdiastolische Öffnungshöhe (DE-Amplitude) durch hohen Druckgradienten zwischen dem linken Vorhof und linker Kammer, z. B. bei Mitralstenose

Abb. 4.**9**

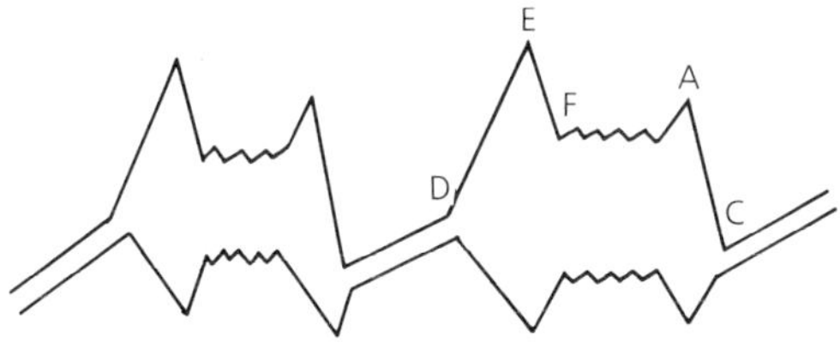

abgeflachte DE-Amplitude bei hohem, frühdiastolischem Druck des linken Ventrikels durch vermehrtes Volumen, z.B. Mitralinsuffizienz

Abb. 4.**10**

Mesodiastolische Rückschlagbewegung (EF-Abschnitt) des vorderen Mitralsegels

EF-Strecke
Parameter der schnellen Füllungsphase vom Vorhof zur Kammer, Einstrom in den Ventrikel erschwert, wenn EF-Strecke flacher (Mitralstenose, Kardiomyopathien mit hohem diastolischen Linkskammerdruck).

Eine Verminderung der mesodiastolischen Rückschlagbewegung des vorderen Mitralsegels ist ein wichtiges Kriterium der Mitralstenose. Eine quantitative Angabe des Meßwertes ist jedoch nicht hilfreich (Abb. 4.**11**).

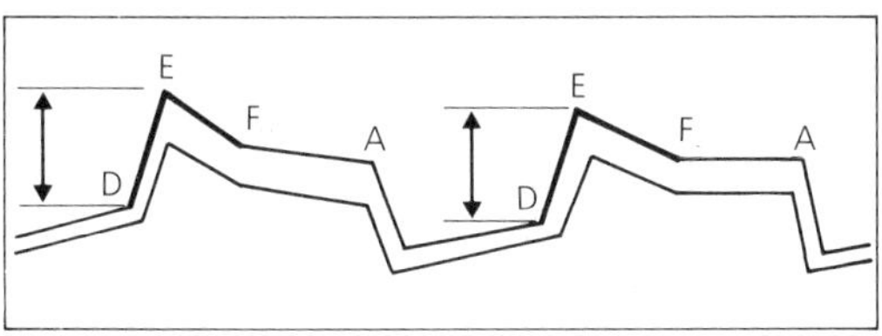

Abb. 4.**11**

Bei tachykarden Herzschlagfolgen (über 120/min) wird die Diastolendauer so kurz, daß die Bestimmung der mesodiastolischen Rückschlagbewegung des vorderen Mitralsegels schwierig wird, bei Frequenzen über 140/min kann u.U. nicht einmal quantitativ entschieden werden, ob eine Verminderung vorliegt. Bei Patienten mit absoluter Arrhythmie bei Vorhofflimmern, sollte eine relativ lange Diastole zur Beurteilung des EF-Slopes herangezogen werden.

Bei einer länger bestehenden arteriellen Hypertonie oder einer linksventrikulären Dehnbarkeitsstörung kann ein biphasischer EF-Abschnitt auftreten, wobei der Anfangsteil die langsamere Rückschlagbewegung zeigt. In diesem Fall wird ein E-F_0 und ein F_0-F-Slope unterschieden. Hier ist eine quantitative Ausmessung wenig hilfreich.

AB-Strecke
Sie fällt normalerweise steil ab, wird flacher, wenn der Blutstrom vom Vorhof zu Kammer erschwert ist. (Herabgesetzte Compliance oder hoher enddiastolischer Druck in der linken Kammer, Hindernis in Höhe der Klappen z. B. Mitralstenose.)

B-Abschnitt („B-Point")
Mitunter durch Plateaubildung unterbrochen, relativ sicheres Maß für eine Compliance-Störung des linken Ventrikels durch Verzögerung des spätdiastolischen Schlusses infolge enddiastolischer Drucküberhöhung und somit Verlängerung des AC-Abschnittes (Abb. 4.**12**).

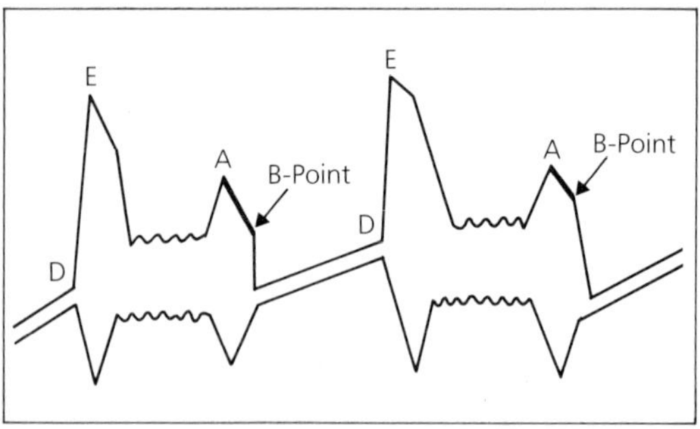

Abb. 4.**12**

CD-Strecke
Sie stellt die Bewegung der Mitralklappen während der Kammersystole dar. Sowohl das vordere als auch das hintere Mitralsegel bewegt sich „doppelstrichartig" nach ventral, da der Ventrikel in der Systole durch Längs- und Querachsenverkürzung eine anteriore Gesamtbewegung durchläuft. Einen klassischen pathognomonischen Bewegungsablauf während der Systole zeigt durch partielle oder totale Rückwärtsbewegung der Mitralsegelprolaps (Abb. 4.**13**).

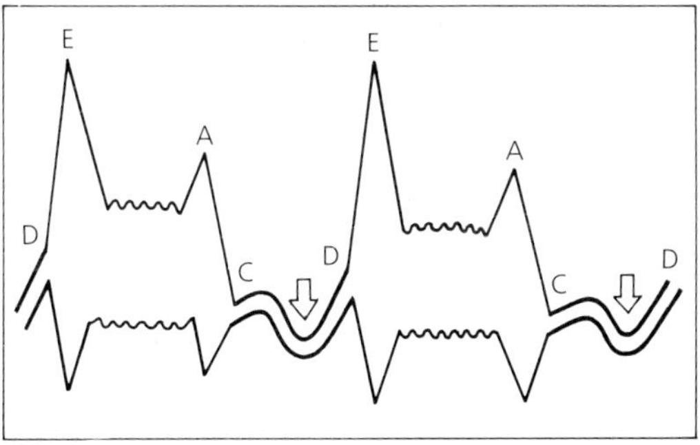

Abb. 4.**13**
Mitralsegelprolaps.

Eine zweite ebenso pathognomische abnorme Bewegung in der Systole findet sich bei der sogenannten Vorwärtsbewegung (SAM = Systolic anterior movement) des vorderen Mitralsegels bei der hypotrophen obstruktiven Kardiomyopathie (HOCM) (Abb. 4.**14**).

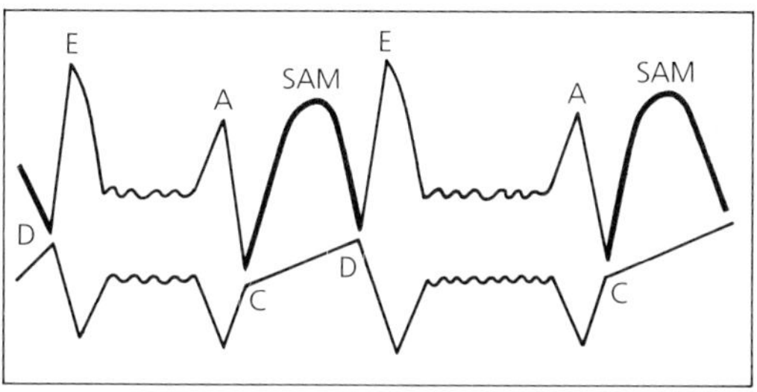

Abb. 4.**14**
SAM bei HOCM.

Merke:

1. Abflachung der AB-Strecke:
   Hoher enddiastolischer Druck im linken Ventrikel.
2. Abflachung der DE-Strecke:
   Hoher frühdiastolischer Druck im linken Ventrikel.
3. Verminderung der DE-Amplitude:
   (Normalwert: 17–24 mm)
   Rigidität der Mitralklappe, Compliancestörung des linken Ventrikels (Herzinsuffizienz, linksventrikuläre Dilatation), erniedrigtes Herzvolumen, evt. Aorteninsuffizienz.

▽

4. Erhöhung der DE-Amplitude:
   Gesteigerte frühdiastolische Strömung durch das Mitralostium, wie bei vermehrter Volumenbelastung der linken Kammer, Mitralsegelprolaps, Sehnenfaden- bzw. Papillarmuskelabriß, Mitralinsuffizienz, Endokarditis.
5. Verminderter „E-IVS"-Abstand:
   (Normalwert < 5 mm)
   Erschwerter Einstrom in den linken Ventrikel z.B. Mitralstenose.
6. Gesteigerter „E-IVS"-Abstand (Normalwert 5 mm) bei:
   LV-Dilatation bei Volumenbelastung, LV-Dilatation bei dilatativer Kardiomyopathie oder koronarer Herzkrankheit, verminderte Mitralsegelöffnung bei erniedrigtem Herzzeitvolumen.
7. EF-Slope:
   (Normalwert: 70 mm/sec)
   Geschwindigkeit der diastolischen Rückschlagbewegung des vorderen Mitralsegels. Herabgesetzt in klassischer Weise bei Mitralstenose. Bei linksventrikulärer Dehnbarkeitsstörung oder linksatrialem Tumor.
8. AC-Slope und AC-Strecke:
   Geschwindigkeit des endgültigen Klappenschlusses. Bei hohem enddiastolischem Ventrikeldruck vermindert und bei vorliegender Mitralklappenstenose beschleunigt. Normal 125–250 mm/s.
9. E und E° des vorderen und hinteren Mitralsegelechos:
   Sog. „Mitraltunnelweite", welche in direktem Zusammenhang mit dem Mitralklappenfluß steht. Geringe Separation – geringes Mitraldurchflußvolumen.

Aortenwurzel, Aortenklappe und Durchmesser im M-Mode-Echokardiogramm

Die Bestimmung der Aortenwurzelweite geschieht in senkrechter Anlotung der Stelle, an der zwei Aortentaschenklappen sichtbar sind. Die Messung erfolgt durch senkrechte Verbindung der Vorderkante der vorderen Aortenwand zur Vorderkante der hinteren Aortenwand am Ende der Ventrikeldiastole zu Beginn des QRS-Komplexes im EKG (enddiastolisch).

Wenn die Messung des Aortenwurzeldurchmessers während der Systole erfolgt, liegen die Werte höher, da sich die Aorta systolisch in Abhängigkeit vom Schlagvolumen um diesen Betrag dehnt.

Die Aortentaschenechos weisen normalerweise mehr als 50/s betragenden Oszillationen auf. Die Aortenklappenöffnung erfolgt nach der isovolumetrischen Kontraktionsphase und endet mit der Austreibungszeit. Der Aortenklappenschluß endet mit der Austreibungsphase und zeigt den typischen schachtelförmigen Aortenklappenkomplex. Nach Klappenschluß findet eine kurzzeitige Vorwärtsbewegung statt (Abb. 4.**15**).

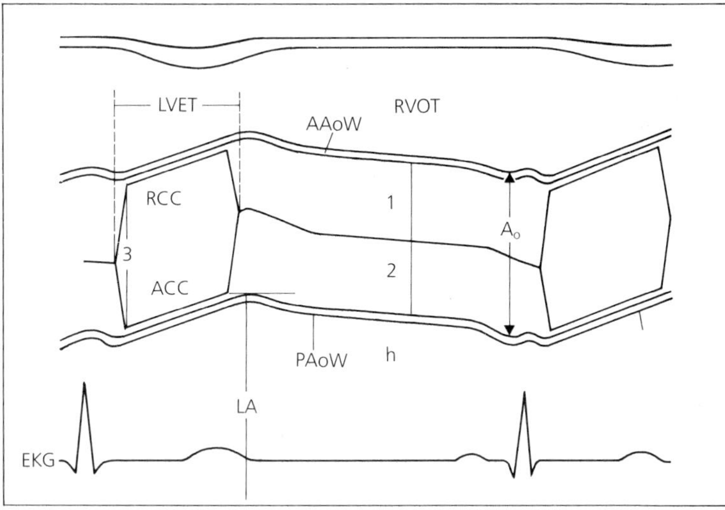

Abb. 4.**15** Aortenklappe im M-Mode.

M-Mode-Echokardiogramm im Bereich Aortenwurzel/ linker Vorhof

1, 2 = Abstand des diastolischen Aortenklappentaschenechos von der vorderen bzw. hinteren Aortenwand
3 = Frühsystolische Aortenklappentaschenseparation
1:2 = Exzentrizitätsindex der Aortenklappe 1 : 1 bzw. 1 : 1,25

Exzentrizitätsindex
Aortenklappenecho in der Mitte der Aortenwurzel (1,0 bis 1,25). Bei Werten von über 1,3 muß eine bikuspidal angelegte Klappe ausgeschlossen werden.

Vorzeitiger Klappenschluß

1. Frühsystolischer partieller oder kompletter Schluß mit Wiedereröffnung bei Subaortenstenose, Aortenwurzel-Dilatation.
2. Abrupter mittelsystolischer Klappenschluß mit spätsystolischer Wiedereröffnung: bei HOCM.
3. Gradueller systolischer Kollaps: bei Mitralinsuffizienz, Ventrikelseptumdefekt, linksventrikulärem Aneurysma, Fallotscher Tetralogie und kongenitaler Kardiomyopathie.

Verspäteter Klappenschluß
Bei Aortenstenose aufgrund der verlängerten Austreibungszeit.

Aortenklappenseparationsweite
Maximale früh- bis mittelsystolische Separation zwischen rechtskoronar und nicht koronartragendem Aortenklappenecho. Messung hier frühsystolisch! Niemals spätsystolisch (Normalwert: 19 mm).

Linksventrikuläre Austreibungszeit
(LVET) Beginn der Aortenklappenöffnung bis zur Aortenklappenschließung.

Aortenwurzeldurchmesser
Normwert 20 bis max. 40 mm.

Vergrößert bei:
Aorteninsuffizienz,
Aortenwurzeldissektion,
Aortenwurzelaneurysma,
evtl. bei Aortenstenose.

5. Qualitative und quantitative Auswertung des 2D-Echokardiogramms

Die Bestimmung der Normwerte (Volumenbestimmung, Klappenöffnungsflächen, Ventrikelwanddicken) erfolgt an den hierfür klassischen Meßpunkten. Hierfür wird die parasternale lange und kurze Achse sowie die apikale Darstellung im 2- und 4-Kammerblick zur Gesamtbeurteilung der Funktion des Herzens herangezogen.

Die 2D-Echokardiographie ermöglicht die Beurteilung der Beweglichkeit der Klappensegel sowie des Ausmaßes der Verklebungen im Bereich der Kommissuren sowie Umfang der Verkalkung bzw. Fibrosierung und Beurteilung der Sehnenfädenlänge.

Darüber hinaus ermöglicht sie die direkte Darstellung der Weite der diastolisch geöffneten Mitralklappe. Hierzu wird in der parasternalen Querachse die engste Stelle des Mitraltunnels zum Zeitpunkt der frühen Ventrikeldiastole, zu dem die maximal mögliche Klappenöffnung vorliegt, aufgezeichnet und planimetrisch gemessen. Diese Werte korrelieren zu intraoperativen Messungen. Die Methode erlaubt somit eine echokardiographische Differenzierung zwischen hämodynamisch leichten und operationsbedürftigen Mitralstenosen.

Die Bestimmung der Öffnungsfläche wird im Gegensatz zur Gorlin-Formel nicht durch eine begleitende Mitralinsuffizienz beeinträchtigt. Das Aufsuchen der engsten Stelle des Mitraltrichters und die exakte Darstellung des Tiefenausgleiches sind Voraussetzungen für eine derartige Aussage (Abb. 5.**1**).

Linker Vorhof

Normwert 2D-Echo
Apikaler 4-Kammerblick ($x \pm 2$ s) bezogen auf Körperoberfläche (Erbel):

Längsachse diastolisch	1,1–1,9 cm/m^2
Längsachse systolisch	1,7–2,5 cm/m^2
Querachse diastolisch	0,9–1,5 cm/m^2
Querachse systolisch	1,5–2,1 cm/m^2

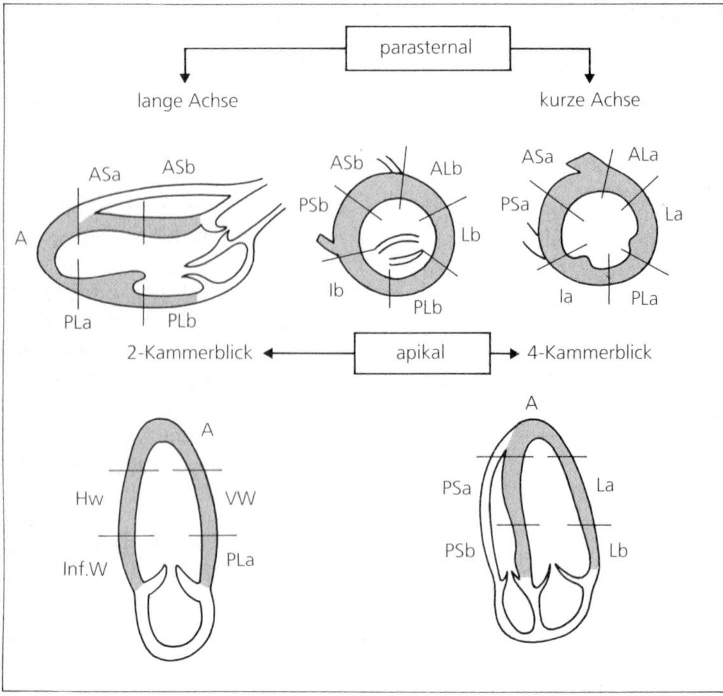

Abb. 5.**1** 2D-Echokardiogramm.

Linker Ventrikel

Zweidimensionales Echokardiogramm ($x \pm 2$ s) (= 4-Kammerblick) bezogen auf Körperoberfläche (Erbel):

Längsachse diastolisch	4,1–4,9 cm/m^2
Längsachse systolisch	2,7–3,5 cm/m^2
Querachse diastolisch	2,3–2,9 cm/m^2
Querachse systolisch	1,4–2,0 cm/m^2

Rechter Ventrikel

(Normwert M-Mode-Echo: 10–20 [max. 30] mm)
Normwert 2D-Echo:
4-Kammerblick ($x \pm 2$ s) bezogen auf Körperoberfläche (Erbel)

Längsachse diastolisch	3,6–4,6 cm/m^2
Längsachse systolisch	2,5–3,5 cm/m^2
Querachse diastolisch	1,3–2,1 cm/m^2
Querachse systolisch	0,9–1,7 cm/m^2

Rechter Vorhof

Normwert 2D-Echo
Apikaler Vierkammerblick, ($x \pm 2$ s) bezogen auf Körperoberfläche (Erbel)

Längsachse diastolisch	1,1–1,7 cm/m^2
Längsachse systolisch	1,9–2,7 cm/m^2
Querachse diastolisch	1,1–1,9 cm/m^2
Querachse systolisch	1,4–2,2 cm/m^2

(Abb. 5.**2**)

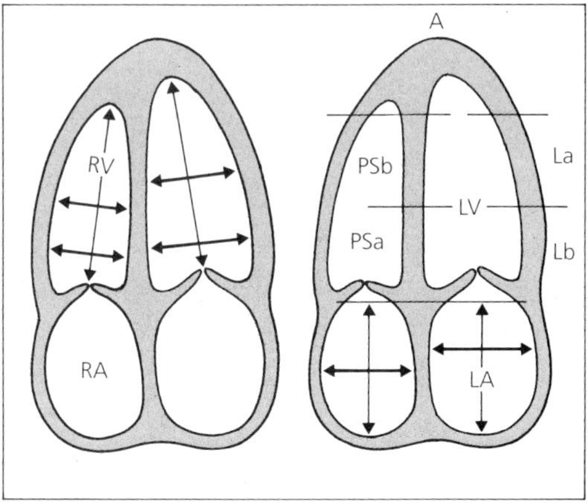

Abb. 5.**2** Apikaler 4-Kammerblick.

6. Parameter zur Beurteilung der linksventrikulären Funktionen mittels M-Mode-Echokardiographie

Fractional shortening (FS)

Die Bestimmung der FS = Fractional shortening (prozentuale linksventrikuläre systolische Querschnittsverkürzung) ist die einfachste und wichtigste 1D-Methode, um die Ventrikelfunktion zu erfassen.

Die Ermittlung der Meßwerte erfolgt endsystolisch und enddiastolisch bei größter Bewegungsamplitude des Septums und der linksventrikulären Hinterwand durch Bestimmung der kürzesten Abstände (ESD und EDD!). Bewegungsanomalien, insbesondere des Septums – infolge Reizleitungsstörungen, regionaler Wandbeweglichkeitsstörungen – können allerdings bei der Beurteilung des FS erheblich zu Fehlinterpretationen führen (Abb. 6.**1**).

Die Messung erfolgt in Höhe der Chordae tendineae unterhalb der Mitralklappenebene. EDD zu Beginn des QRS-Komplexes, ESD am Ende von T, bzw. wenn IVS am weitesten dorsal:

$$FS = \frac{EDD - ESD}{EDD} * 100 => 30\%$$

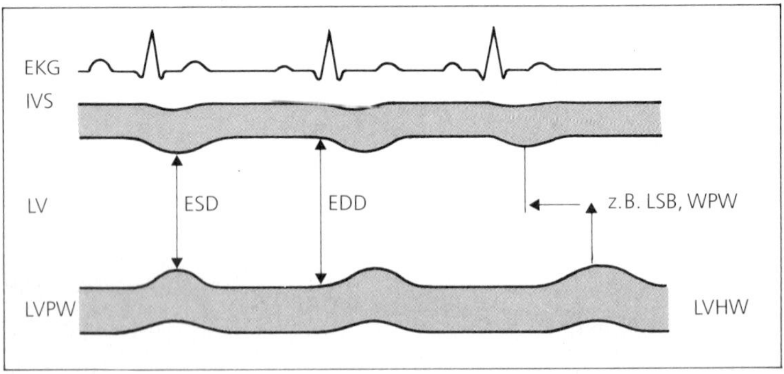

Abb. 6.**1**

Werte unter 20% weisen auf erhebliche Kontraktionsstörungen des linken Ventrikels hin. Regionale Kontraktilitätsstörungen können trotzdem vorliegen, wenn diese basisnah oder apikal lokalisiert sind.

Weitere M-Mode-echokardiographische Parameter, die jedoch kaum noch angewandt werden, da sowohl die 2dimensionale als auch die Dopplerechokardiographie-Bewertung diese Untersuchungen überholt haben.

VCF-Kontraktilitätsindex

(zur Routinediagnostik nicht mehr erforderlich)

Zirkumferentielle VCF
= Faserverkürzungsgeschwindigkeit oder Kontraktilitätsindex. Zur Beurteilung der linksventrikulären Funktion ermöglicht er eine Trennung zwischen normaler und gestörter Myokardfunktion.

I. Mittlere VCF (mean-)Messung
   1. EDD zum Zeitpunkt der R-Zacke.
   2. ESD: Kürzeste Distanz zwischen Endokard IVS und LVHW.
   3. LVET: Zeit der systolischen Separation der Aortenklappe oder Zeit der systolischen Vorwärtsbewegung der HW („Fußpunkt der VW-Bewegung bis Mitte des systolischen Gipfels“).

$$\text{VCF(mean)} = \frac{\text{EDD} - \text{EDS}}{\text{EDD} * \text{LVET}} * (\text{S}^1) = 1{,}27 \pm 0{,}16/\text{s}$$

II. Maximale zirkumferentielle Faserverkürzungsgeschwindigkeit (VCF max)
   Messung: vom Fußpunkt bis zum Gipfel in 50 cm/s – Abstand.
   Vorteil: etwas genauer.

$$\text{VCF max} = \frac{\text{EDD}_1 - \text{EDS}}{\text{EDD}_1 * 0{,}05}\ \text{s}^{-1} = 2{,}408 \pm 0{,}319/\text{s}$$

III. Delta VCF = Differenz aus VCF max – VCF mean
   Vorteil: frequenzunabhängig, wird nicht durch Änderung der Nachlast beeinflußt.
   Normwert: 1,14±0,25/s.

Mitralseptaler Separationsindex (E-S-Abstand)

(zur Routinediagnostik nicht mehr erforderlich)

Einstellung nahe der AV-Klappe: Messung vom Septum und LVWH (enddiastolisch während des Anstieges).

Distanz von E – IVS < 5 mm. Dieser Index geteilt durch EDD sollte < 0,1 sein.

Vorteil: unabhängig vom Verhalten der Herzfrequenz, korreliert gut mit Ejektionsfraktion.

Nachteil: nicht verwendbar bei MS und AI. Normalisierender Mitral-Septum-Abstand < 0,100.

Volumenbestimmung mittels der 1D-Mode-Echokardiographie

Unter der Voraussetzung, daß der linke Ventrikel die Form einer drehenden Halb-Ellipse annimmt, ist der Längsdurchmesser doppelt so groß wie der Querdurchmesser, wobei die Hauptveränderung des linken Ventrikels in der systolischen Querverkürzung stattfindet.

Abweichungen dieser theoretischen Vorstellung, wie z. B. Herzinsuffizienz, aneurysmatische Ausweitungen, lassen jedoch keine genaue Volumenbestimmung und Bewertung zu.

Die Volumenbestimmung im M-Mode erfolgt unterhalb der Mitralklappenebene, die Ausmessung in der Systole und Diastole. Voraussetzung hierfür ist, wie oben erwähnt, daß das Ventrikelkavum einer rotierenden Halb-Ellipse gleichkommt.

Volumeninhalt: $V = \frac{\pi}{6} * L * D_1 * D_2$

Im linken Ventrikel sind beide kurzen Durchmesser gleich, daher $D_1 = D_2$, Ventrikellänge $L = 2D$.

$$V = \frac{\pi}{6} * D^3 = V = 1{,}047 * D_3$$

Schlagvolumen: SV = VD – VS (Abb. 6.**2**)

$$\text{Ejektionsfraktion: EF} = \frac{(LVEDD^3 - LVESD^3)}{LVEDD^3}$$

$$EF = \text{ca. } 60\,\% \text{ auf Körperoberfläche}$$

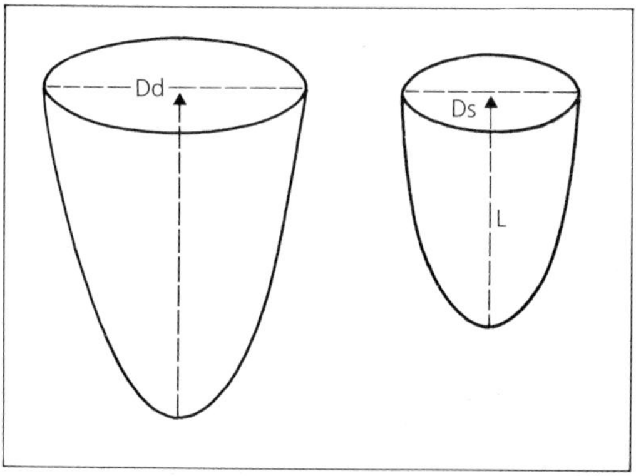

Abb. 6.**2**
s. Text.

D^3-Methode wurde weiter modifiziert nach Teichholz (Corrected D^3-Methode), gemessen systolisch und diastolisch.

$$\text{Volumen} = \frac{7{,}0}{2{,}4 * D} * D^3 \quad \text{oder} \quad \frac{D^3 * 7}{D * 2{,}4}$$

Vorteil: Engere Korrelation zwischen Angiographie und Echokardiographie.

Bestimmung des linksventrikulären Volumens im 2D-Verfahren

Mit Hilfe der 2D-Echokardiographie ist das Herzvolumen zuverlässiger zu bestimmen als mit der 1D-Echokardiographie.

Häufig wird jedoch durch die Anlotung des Herzens im 4-Kammerschnittbild eine zu kurze Längsachse des Herzens registriert, so daß Unterschätzungen des Volumens möglich sind (Herzspitze apexnah schlecht darstellbar).

Andererseits können infolge begrenztem lateralen Auflösungsvermögen die unterschiedlichen Endokardkonturen, insbesondere in den tieferen Abschnitten, zu erheblichen Differenzen in der Flächenberechnung führen.

Schon geringe Abweichungen in der apikalen Echokardiographie führen zu starken Unter- oder Überschätzungen des linken Ventrikels.

Im nachfolgenden Schema wird die Problematik der Volumenbestimmung des linken Ventrikels aufgezeigt (Abb. 6.**3**).

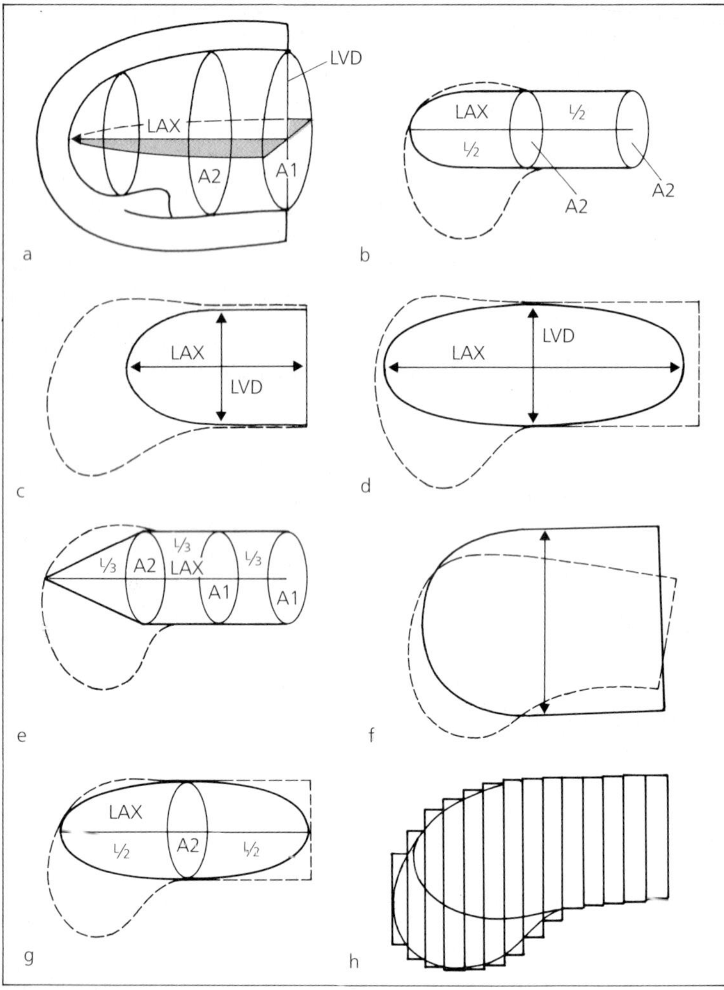

Abb. 6.**3**

a) Normaler Ventrikel.

b) D^3-Methode
LAX = 2 * LVD.

c) Zylinder-Hemiellipse-Methode.

d) Längen-Durchmesser-Methode
größte Ventrikellänge × größte Ventrikelbreite.

e) Zylinder-Kegel-Methode.

f) Flächen-Längen-Methode
Ventrikelfläche × größte Länge der Kammer.

g) 2/3 Ventrikelfläche × Ventrikellänge

h) Simpson-Methode.

Hierbei erfolgt der Versuch der Bestimmung unter der Vorstellung, daß der linke Ventrikel einer Hemiellipse entspricht, wobei der Längsdurchmesser doppelt so groß wie der Querdurchmesser ist (D^3-Methode). Andere Versuche der Volumendarstellung erfolgen unter der Annahme, daß der linke Ventrikel einer Zylinder-Konusform entspricht.

Die 3. Vorstellung geht von der Annahme aus, daß der linke Ventrikel in viele zylinderförmige Scheibchen von der Basis bis zur Herzspitze durchzumessen ist, womit eine sichere Darstellung des Volumens erreicht wird, da auch infolge der verschiedenen Herzerkrankungen mit Verformung und Vergrößerung des Ventrikels bessere und sicherere Ergebnisse zu erreichen sind.

Volumenbestimmung des linken Ventrikel im 2D-Verfahren

Simpson-Methode

Kurze Achse – quer –, Messung von Spitze–Basis. Das Volumen eines Körpers kann durch die Summe der einzelnen Volumina bestimmt werden. Die linke Herzkammer wird entlang der langen Achse in Serien von ellipsenförmigen Zylindern aufgeteilt. Das Volumen jedes Zylinders wird durch folgende Formel festgelegt:

$$F = \pi * R_2$$

$$\text{Volumen} = \pi * \left[\frac{D1}{2}\right] + \left[\frac{D1}{2}\right] * H$$

Die Höhe jedes Zylinders beträgt konstant 5 mm, somit ergibt sich durch mehrfache Messung in der kurzen Achse von der Spitze bis zur Basis (Abb. 6.**4**):

$$V = (A_1 + A_2 + A_3 \ldots) * H$$

Klinisch jedoch schwer anwendbar, da das akustische Fenster mehrfache Messungen von der Spitze–Basis nicht zuläßt.

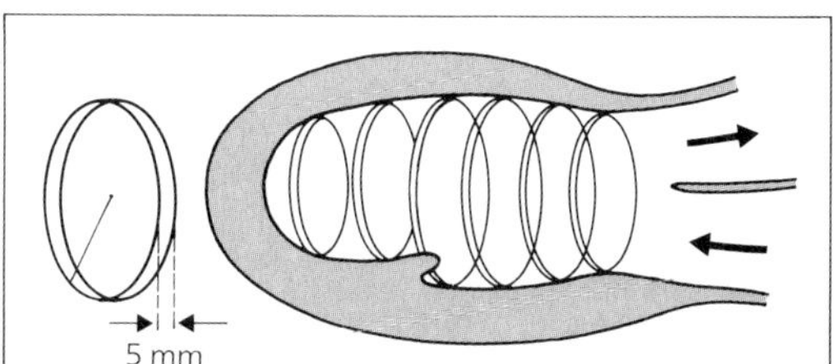

Abb. 6.**4**
s. Text.

Darstellung:
2-Kammerblick sowie 4-Kammerblick apikal systolisch sowie diastolisch. Zu messen sind:

1. Systolischer sowie diastolischer Längsdurchmesser des linken Ventrikels im 2- und 4-Kammerblick.
2. Die Fläche des linken Ventrikels systolisch, diastolisch im 2- und 4-Kammerblick.

Bemerkung: Weichen die Längsdurchmesser zwischen 4-Kammerblick und 2-Kammerblick mehr als 0,175 cm voneinander ab, werden die kleineren Werte nicht mit in die Berechnung einbezogen bzw. die Berechnung wird nicht durchgeführt.

Modifizierte Simpson-Methode
Das Volumen des linken Ventrikels liegt wie bei der Simpson-Methode fest, wobei die Spitze mit einem separaten Ellipsoid berücksichtigt wird (Abb. 6.**5**).

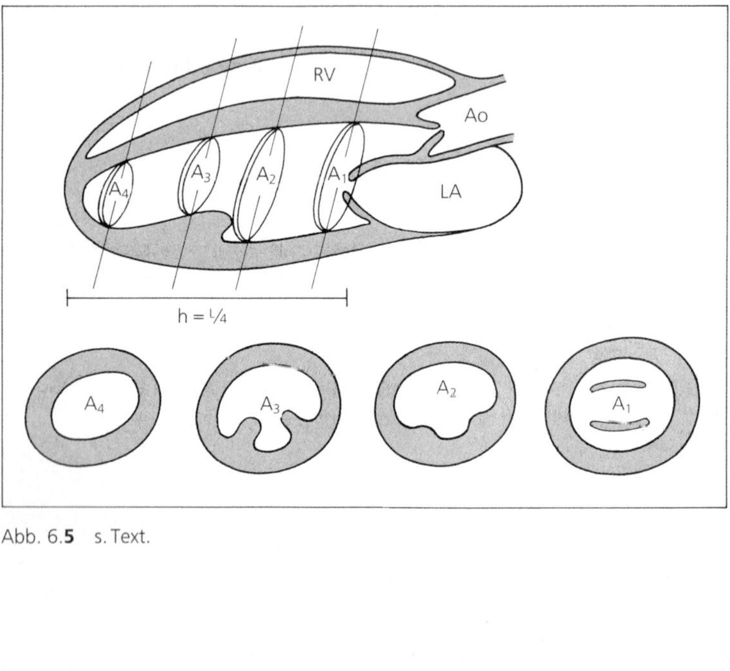

Abb. 6.**5** s. Text.

Das Gesamtvolumen beträgt somit:

$$V = (A_1 + A_2 + A_3) * h^2 + \frac{A_4 \times h}{2} + \frac{\pi}{6} * h^3$$

$$V = h = (A_1 + A_2 + A_3) * h = \text{Zylinderberechnung}$$

$$\frac{A_4 * h}{2} + \frac{\pi}{6} * h^3 = \text{Ellipsoid}$$

$$h = \frac{L^2}{4}$$

Darstellung:

1. Systolischer sowie diastolischer Längsdurchmesser des linken Ventrikels im 2- und 4-Kammerblick.
2. Die Fläche des linken Ventrikels systolisch sowie diastolisch in Höhe der Basis, der Mitte sowie des Apex.

Vorteil: genauere Messung, da auch schwerere globale wie auch regionale Funktionsstörungen besser und sicherer erfaßt werden.

Merke:

1. Die Volumenbestimmung aus dem 4-Kammer-Bild zeigt im Vergleich zum 2-Kammer-Bild eine geringfügige Unterschätzung.
2. Häufig wird mit der apikalen Echokardiographie nur ein tangentiales Schnittbild des linken Ventrikels erreicht und somit sind Unter- oder Überschätzungen möglich.
3. Eine Veränderung der Ventrikelfunktion ist erst dann sicher, wenn sich mehr als 10–15% Differenzen gegenüber den Ausgangswerten zeigen lassen.
4. Die zuverlässigste Methode zur Funktionsbestimmung des linken Ventrikels bleibt weiterhin die Ejektionsfraktion, die allerdings starken Schwankungen, wie oben beschrieben, unterworfen ist.
5. Die Unterschätzung der Ejektionsfraktion ist geringer als für die Volumina.
6. In der M-Mode-Echokardiographie sind im allgemeinen nur Herzen mit einer ungestörten Kontraktilität für die Volumenbestimmung des linken Ventrikels sicher beurteilbar.
7. Erst das sichere Abfahren der inneren Endokardkonturen, systolisch und diastolisch, ist die Voraussetzung für eine genaue Volumenbestimmung.

▽

8. Die Monoplane-Scheibchen-Summationsmethode (Simpson) erweist sich als genauer als die Flächen-Längen-Methode oder die Ellipsoid-Methode.
9. Damit ist die 2D-Echokardiographie eine zuverlässige Methode für die Globalfunktion des linken Ventrikels für die Beurteilung und Abschätzung für Herzerkrankungen.

Fehlerquellen:

1. Da bei der koronaren Herzerkrankung häufig ein asymmetrischer Ventrikel vorliegt und die Herzbasis häufig später als andere Teile des Herzens betroffen ist, wird die Volumenbestimmung unsicher.
2. Die M-Mode-Echokardiographie erreicht durch ihre Anlotung fast nur die Basis und die Mitte des linken Ventrikels, jedoch nicht die Spitze. Damit entstehen auch häufige Unterschätzungen des Volumens.
3. Volumenunterschätzungen entstehen durch unterschiedliche Konturenerkennungen des Endokards, da die laterale Auflösung in der 2D-Echokardiographie mit zunehmender Entfernung begrenzt ist.
4. Durch Unterschätzung des Durchmessers des linken Ventrikels und der Längsachse kommt es häufig zur Überschätzung der Wanddicken.
5. Räumliche Tiefen können im 2D-Verfahren durch Echokardiographie nicht sicher dargestellt werden.
6. Unterschiedliche apikale Schallkopfapplikationen ergeben unterschiedliche Werte des Längsdurchmessers und damit erhebliche Streuungen der Volumenbestimmung.
7. Zur Auswertung eines genaueren und zuverlässigeren Volumens des linken Ventrikels müssen mehrere Herzaktionen ausgemessen werden.
8. Tag- und Nachtvariationen sowie von Schlag zu Schlag unterschiedliche Volumina sind evtl. zu berücksichtigen. Große Schlagvolumina bei Herzvitien (Mitral-, Aorteninsuffizienz) ergeben höhere Korrekturkoeffizienten als kleine Schlagvolumina wie bei kongestiver Kardiomyopathie.

Schlußfolgerung der Funktionsparameter des linken Ventrikels

Die Schnittbildechokardiographie ist gegenüber den invasiven Methoden und wegen ihrer schnell durchzuführenden Art eine für den klinischen Gebrauch gute Untersuchung. Jedoch sollte man insbesondere in der 2D-Echokardiographie die linksventrikuläre Funktion lediglich qualitativ beurteilen.

Die Gesamtbetrachtung des Herzens mit seinen Funktionen und der Gesamteindruck des Ventrikels aus mehreren Positionen geben eine ausreichend gute Abschätzung der globalen wie auch der regionalen Störungen des Ventrikels.

Neuere Untersuchungsverfahren wie die farbkodierte Dopplerechokardiographie ergänzen heutzutage durch Bestimmungen der Flußprofile und Geschwindigkeiten die Funktionen des Ventrikels und sichern eine noch bessere Abschätzung seiner Werte.

7. Erworbene Herzklappenfehler

Erworbene Herzklappenvitien sind Fehler mit organischer oder relativer Klappenveränderung, die zu einer Funktionsstörung im Sinne einer Stenose oder einer Insuffizienz führen.

Relative Klappenfehler entstehen funktionell durch eine Dilatation des Klappenansatzringes oder durch eine Verlagerung oder Abriß des Papillarmuskels, so daß die Klappensegel nicht mehr schließen können.

Bei organischen Herzklappenfehlern liegt eine Veränderung der Klappen selbst vor.

Die Segel und Taschen der Klappen können zerstört, perforiert, geschrumpft oder untereinander verwachsen sein.

Formen der Klappenfehler

- Mitralstenose:
  meist rheumatisch bedingt durch Vernarbung der Segelverwachsung, Mitralklappenöffnung unter 2 cm^2.
- Mitralklappeninsuffizienz:
  Dilatation des Klappenringes, Zerstörung der Klappen (z.B. bakterielle Endokarditis), Segelretraktion und Verkürzung der Sehnenfäden z.B. bei rheumatischem Fieber, Papillarmuskelruptur (z.B. nach Infarkt).
- Kombinierter Mitralfehler:
  bei 30% der Mitralfehler liegt eine Kombination von Insuffizienz und Stenose vor.
- Mitralklappenprolaps (Klick-Syndrom):
  während der Ventrikel-Systole Vorwölbung eines oder beider Mitralsegel in den linken Vorhof.
- Aortenklappenstenose:
  Öffnung der Aortenklappen durch Verwachsung der freien Klappenränder eingeengt oder durch arteriosklerotisch bedingte Sklerose der Klappen und Aortenwand im Sinne von Plaques in der Klappenöffnung behindert.

- Aortenklappeninsuffizienz:
  Zerstörung durch Endokarditis, Lues, Aortenaneurysma, rheumatisches Fieber (organische Klappeninsuffizienz), gelegentlich infolge einer Dilatation des rechten Ventrikels (relative Klappeninsuffizienz).

- Trikuspidalstenose:
  organischer Klappenfehler praktisch nur kombiniert mit einem Aorten- oder Mitralfehler.

- Pulmonalklappenstenose:
  in der Regel als Mißbildung manifestiert, die Einengung kann valvulär und supravalvulär sein und führt zu konzentrisch rechtsventrikulärer Hypertrophie (Druckbelastung).

- Pulmonalklappeninsuffizienz:
  seltener organischer Klappenfehler, der eine exzentrische Hypertrophie des rechten Herzens zur Folge hat (Volumenbelastung).

Häufigkeit der erworbenen Herzklappenfehler

Mitralklappe isoliert ca. 50%,
Aortenklappe isoliert ca. 15%,
Mitralklappe und Aortenklappe kombiniert ca. 35%.

Der Schweregrad eines Herzklappenfehlers wird klinisch quantifiziert in:

Grad I:
Wahrnehmbarkeit der Symptome, keine Leistungseinschränkung bei normaler Belastung.

Grad II:
Leichte Einschränkung der körperlichen Leistungsfähigkeit bei mittlerer Belastung.

Grad III:
Symptome bei geringer Belastung, deutlich eingeschränkte Leistungsfähigkeit.

Grad IV:
Bettlägerigkeit, Herzinsuffizienz-Zeichen in Ruhe, Dyspnoe.

Mitralstenose

Ca. 50% der Mitralklappenfehler sind Mitralstenosen und somit häufigster erworbener Herzklappenfehler.

Ätiologie
meist rheumatische Endokarditis (Anamnese!).
Selten bakterielle Endokarditis.

Pathophysiologie
wenn die Öffnungsfläche der Mitralklappe um mehr als 50% reduziert ist, kommt es zur Druckbelastung des linken Vorhofes. Diese führt zur pulmonalen Hypertonie und Lungenstauung. Als Folge der pulmonalen Hypertonie kommt es dann zur Druckbelastung des rechten Ventrikels. Normale Öffnungsfläche der Mitralklappe $> 4\,cm^2$, bei leichtgradiger Stenose ca. $2\,cm^2$, bei hochgradiger Stenose $< 1\,cm^2$. Klinisch relevant, wenn Öffnungsfläche kleiner als $1{,}5\,cm^2$ ist.

Klinik
- evtl. Vorhofflimmern mit absoluter Arrhythmie,
- Thrombenbildung im linken Vorhof mit evtl. arterieller Embolie (ca. 15% der Fälle),
- Belastungsdypnoe,
- evtl. Hämoptoe,
- Stauungsleber und Stauungsniere infolge der Druckbelastung des rechten Ventrikels,
- Leistungsminderung.

Diagnose
- Klinik,
- Auskultation: paukender 1. Herzton
  diastolisches Decrescendogeräusch, präsystolisches Crescendogeräusch,
- EKG: P-mitrale, evtl. absolute Arrhythmie,
- Röntgen: Vergrößerung des linken Vorhofes, Kurley-B-Linien, Mitralkonfiguration des Herzens,
- Rechts- und Linksherzkatheter,
- Echokardiographie (TM und 2D),
- Dopplersonographie, Farbdoppler.

Mitralstenose im M-Mode-Echokardiogramm

1. Abflachung des EF-Slopes. Nur Werte unter 10 mm/s sprechen für eine schwere Stenose der Mitralklappe (Abb. 7.**1**). Werte zwischen 15 und 30 mm/s zeigen keine Korrelation zum Grad der Obstruktion. Die EF-Strecke wird nicht nur von den diastolisch nach posterior gerichteten Mitralsegeln, sondern auch von der Mitralklappenringbewegung beeinflußt, die unabhängig vom Schweregrad der Obstruktion ist.

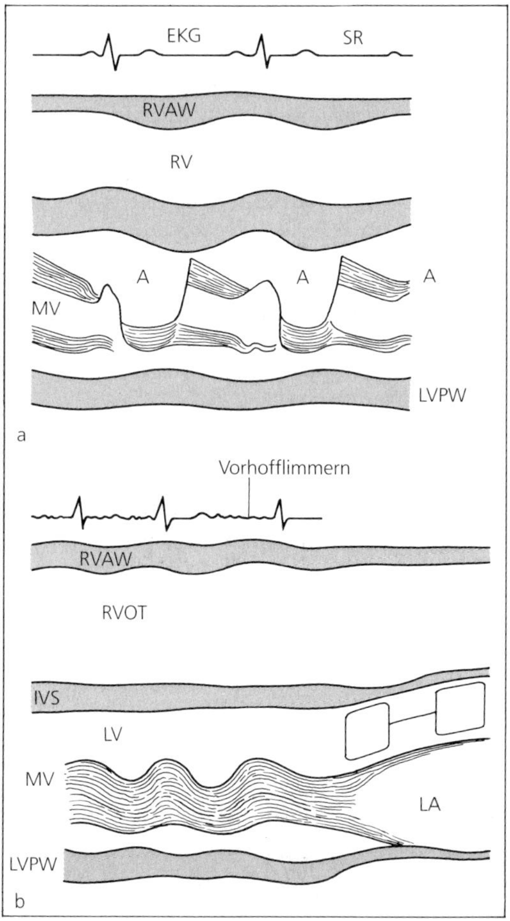

Abb. 7.**1**
a) Leichte Mitralstenose bei bestehendem Sinusrhythmus.
b) Schwere Mitralstenose mit Dilatation des linken Vorhofes und rechten Ventrikels.

2. Die frühdiastolische anteriore Bewegung des hinteren Mitralsegels wird in mehr als 80% beobachtet. Die Klappensegel sind partiell verschmolzen, so daß das größere vordere das kleinere hintere während der Öffnungszeit mit nach vorne zieht. Der Druckgradient hält während der Diastole das hintere Segel offen, beide Segel bewegen sich parallel zueinander.
3. Multiple parallele Echos werden der Breite nach reflektiert und entsprechen häufig der Verdickung der Segel. Die Intensität der Härte der reflektierten Echos kann ebenso auf eine Verkalkung wie auf eine Fibrosierung der Klappe schließen lassen.
4. Abgeflachte A-Welle des vorderen Mitralsegels trotz erhaltenem Sinusrhythmus ist auch spätdiastolisch noch weit offen, da trotz kräftiger Vorhofkontraktion das vordere Mitralsegel nicht wesentlich nach anterior verlagert wird. Dagegen wird das hintere Mitralsegel durch die Kontraktion des linken Vorhofes in seiner Lage kaum beeinflußt.
5. Verkleinerte DE-Amplitude als Ausdruck der starren Klappenbewegung trotz hohem Druckgradienten.
6. Deutliche bis starke Dilatation des linken Vorhofes bei häufig normalem linken Ventrikel.
7. Frühdiastolische kontraktionsähnliche spitzwinklige Bewegung des interventrikulären Septums nach dorsal durch die ungleichmäßige Füllung beider Ventrikel, wobei der rechte Ventrikel durch das ungehindert einfließende Blut eine schnelle Verlagerung des Septums nach dorsal bewirkt.
8. Submitrale Verkalkung: Meist zwischen dem hinteren Mitralsegel und der hinteren linksventrikulären Wand am Übergang zur Hinterwand des linken Vorhofes lokalisiert. Hierbei häufig Vergrößerung des linken Vorhofes. Helles breites kalkdichtes Echoband zwischen dem hinteren Mitralsegel und LWPW verlaufend (Abb. 7.**2**).
9. Pseudomitralstenose (false mitral-stenosis): häufig bei Aortenklappenstenose bzw. Aortenklappeninsuffizienz. Weiterhin bestehende diastolische W-Welle des hinteren Mitralsegels bei vermindertem EF-Slope und oft überhöhter A-Welle des vorderen Mitralsegels (Abb. 7.**3**).

DD: 1. „Flail des Mitralsegels" bei Abriß des hinteren Sehnenfadens (Abb. 7.**4**).
2. „Flail des Mitralsegels" bei Abriß des vorderen Sehnenfadens (Abb. 7.**5**).

Achte auf maximale Flatterbewegung des Segels, die bis zum Septum bzw. in den linken Vorhof schlagen.

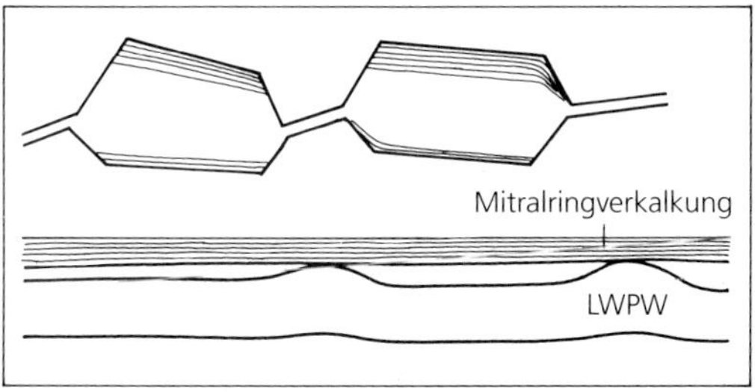

Abb. 7.**2**
Submitrale Verkalkung.

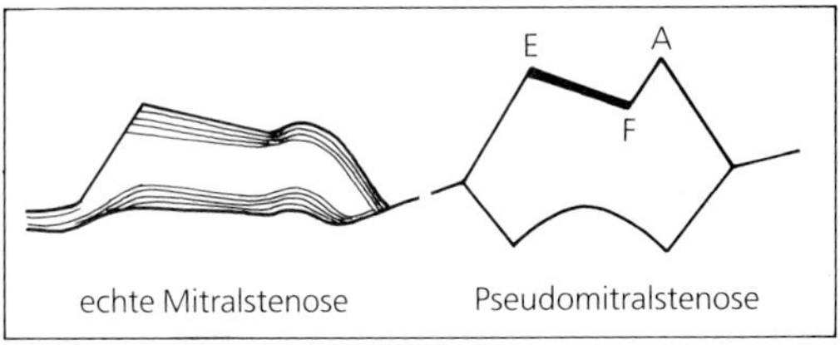

Abb. 7.**3**
Pseudomitralstenose.

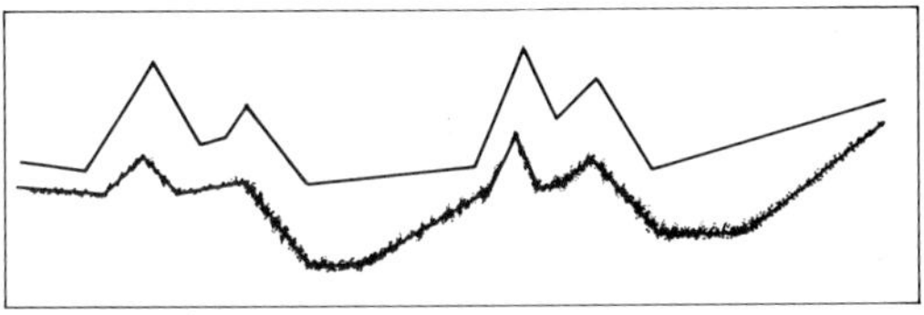

Abb. 7.**4**
Hinterer Sehnenfadenabriß.

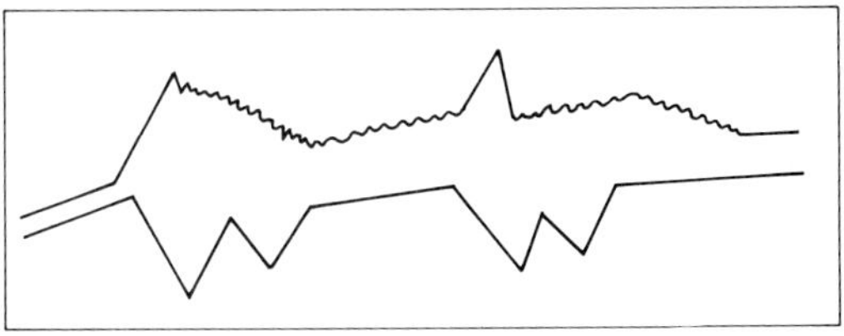

Abb. 7.**5**
Vorderer Sehnenfadenabriß.

Quantifizierung im M-Mode-Echokardiogramm:
1. Der Grad der Verkalkung kann nicht abgeschätzt werden.
2. Die effektive Beweglichkeit der Segel kann nicht sicher beurteilt werden.
3. Die Mitbeteiligung der Chordae tendineae kann nicht erfaßt werden.
4. Über eine gleichzeitige Mitralinsuffizienz können aus der Größe des linken Ventrikels allein keine Rückschlüsse gezogen werden.

Merke: Die genaue Beurteilung der Klappenöffnungsfläche ist nur durch 2D-planimetrische Vermessung der Öffnungsfläche sowie das Dopplerspektrogramm möglich. Das M-Mode-Echokardiogramm würde nur bedingt etwas über das Ausmaß der Klappenöffnungsfläche aussagen. Die folgende schematische Darstellung zeigt, daß unterschiedliche Klappenöffnungsflächen zu identischen M-Mode-Bilder führen können, da der 1dimensionale Schallstrahl keine Aussage über die Fläche macht. Daher ist die 2dimensionale Planimetrie der Klappenöffnungsflächen zusammen mit der Doppleruntersuchung die genauere Methode (Abb. 7.**6**).

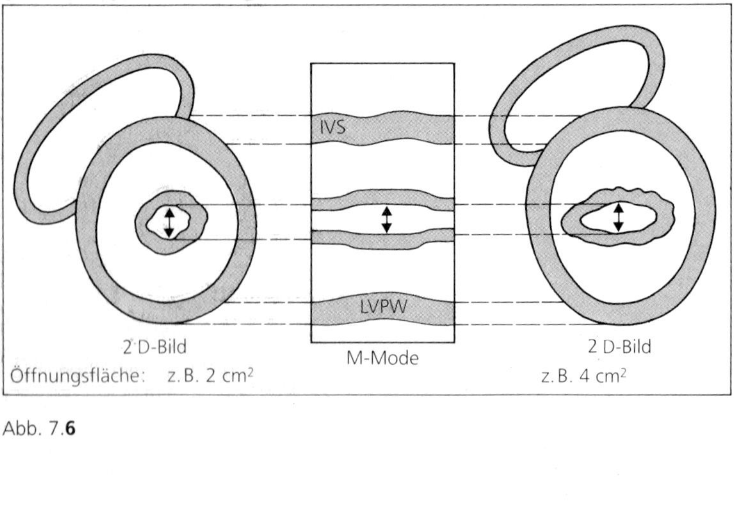

Abb. 7.**6**

Mitralstenose im 2D-Echokardiogramm

Mit der 2D-Technik beurteilt man
1. die Biegsamkeit der einzelnen Abschnitte der Klappensegel,
2. die Einbeziehung der Chordae tendineae in den stenosierenden Prozeß,
3. die räumliche Korrelation zu den umgebenden Strukturen,
4. Grad und Ausdehnung einer Verkalkung.

Quantifizierung:
Die Anlotung der Mitralklappe in der kurzen Achse erlaubt die Darstellung der Öffnungsfläche und ihre planimetrische Bestimmung. Verkalkte Klappensegel führen jedoch leicht zu einer Überschätzung des Stenosegrades, weil die starken Reflexionen dazu verführen, die Verstärkung zurückzunehmen.

Die unregelmäßige Konfiguration des vorderen Mitralsegels ist eine häufige Fehlerquelle im Umfahren des geöffneten Osteums. Die stenosierte Mitralklappe nimmt anatomisch nahezu eine weitgehend trichterförmige Konfiguration ein. Die qualitative und quantitative Aussagekraft des 2D-Bildes ist bei der Mitralstenose jedoch groß, wobei man die räumlichen Verhältnisse der Nachbarstrukturen unter Einbeziehung der Ventrikel und Vorhofgröße beurteilen muß.

Echokardiographische Zeichen der Mitralstenose im 2D-Echokardiogramm:
1. Gleichsinnige Bewegung des hinteren Mitralsegels während der Diastole.
2. Mehrfachechos im Segelbereich durch Verkalkungen mit Verdickung des Segels.
3. Verminderte frühdiastolische Öffnungsamplitude.
4. Darstellung der Klappe in der Diastole.
5. Deutlich verminderte planimetrische Öffnungsfläche der Klappe s.u.
6. Deutliche Erweiterung des linken Vorhofes und evtl. der rechten Kammer.
7. Sog. „Doming“ des verkalkten Klappensegels.

(Abb. 7.**7–11**)

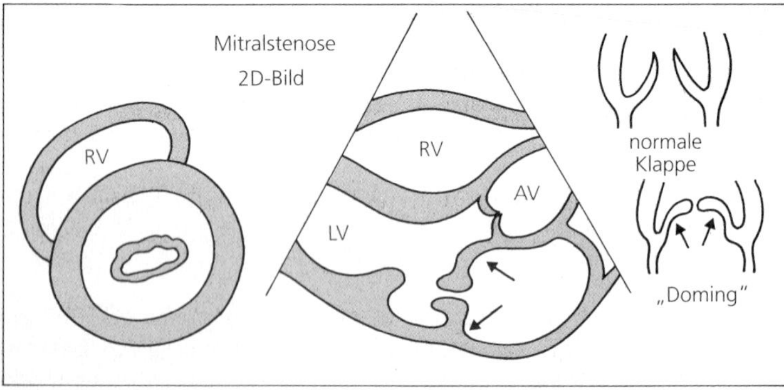

Abb. 7.**7** Mitralstenose im parasternalen Querschnitt während der Diastole. Die Planimetrie ergibt eine deutlich verminderte Öffnungsfläche.
MS im parasternalen Längsschnitt
- diastolische Darstellung der Mitralis
- Dilatation des linken Vorhofes und evt. der rechten Kammer. „Doming" der Mitralklappen.

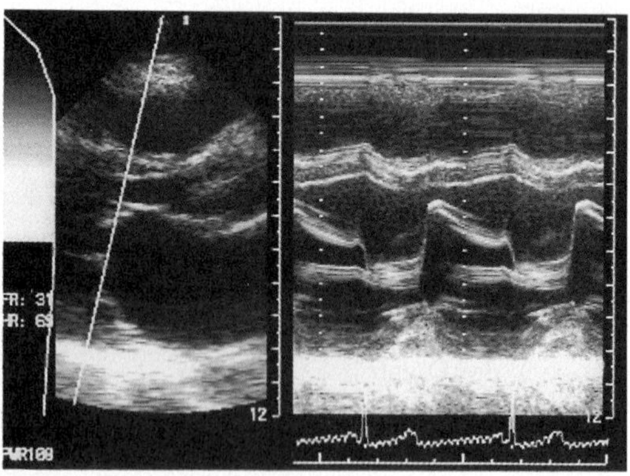

Abb. 7.**8** Parasternal lange Achse mit Darstellung der stenosierten Mitralklappe im 2D-Bild und simultaner Aufzeichnung der typischen Bewegungsmuster der Klappen (s. Text) im M-Mode-Bild.

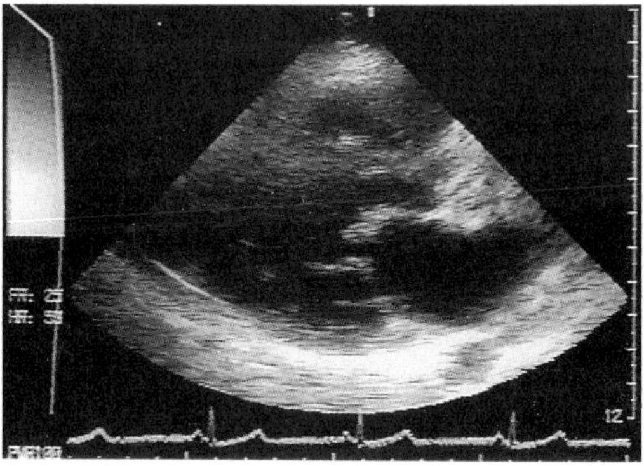

Abb. 7.**9**
Parasternal lange Achse: im 2D-Bild typisches Bild der Mitralstenose mit sog. „Doming" der verkalkten Mitralsegel.

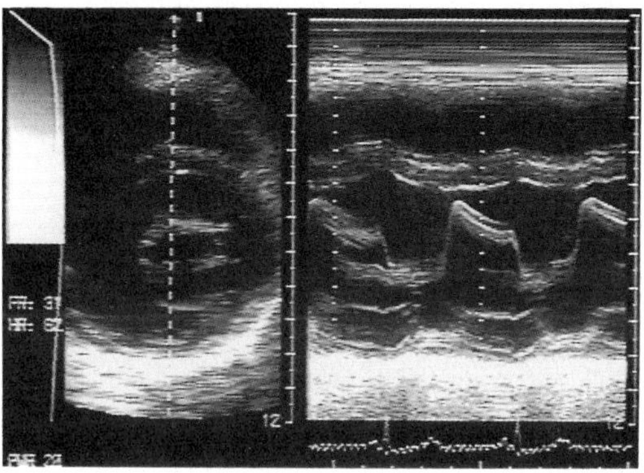

Abb. 7.**10**
Parasternal kurze Achse mit Darstellung der verengten Mitralklappenöffnung infolge Mitralstenose. Simultane M-Mode-Aufzeichnung mit stenosetypischen Bewegungsabläufen der verkalkten Mitralklappen.

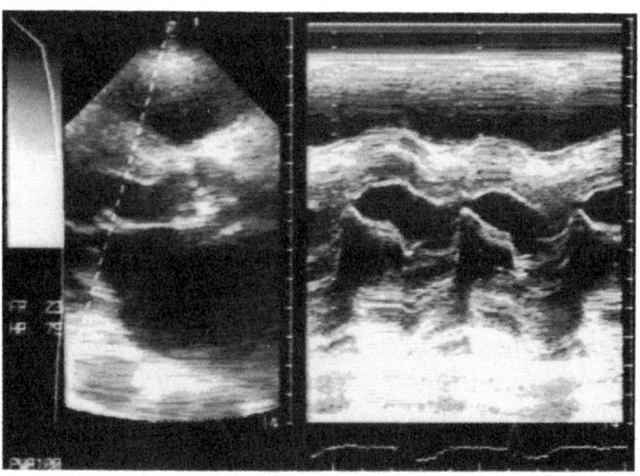

Abb. 7.**11**
Parasternal lange Achse: Fortgeschrittenes kombiniertes Mitralaortenvitium mit gleichzeitiger Verkalkung der Aorten- und Mitralklappe im 2D- und M-Mode-Bild.

Mitralklappeninsuffizienz

Ätiologie
Meist erworben durch
- rheumatische Endokarditis,
- bakterielle Endokarditis.

Pathophysiologie
Volumenbelastung von linkem Vorhof und linkem Ventrikel mit folgender Hypertrophie – im fortgeschrittenen Stadium → Dekompensation des linken Ventrikels, danach pulmonale Hypertonie und Druckbelastung des rechten Ventrikels.

Klinik
Ausgeprägte klinische Beschwerden erst bei Dekompensation des linken Ventrikels mit Dyspnoe und Leistungsverminderung infolge Pumpinsuffizienz.

Diagnose
1. Klinik
2. Auskultation,
3. EKG,
4. Echokardiographie 1-, 2D-Farbdoppler,
5. Röntgen,
6. Linksherzkatheter.

Mittels der 1-, 2D-Echokardiographie ist eine Mitralklappeninsuffizienz nicht direkt nachweisbar. Die Mitralklappeninsuffizienz verläuft mit einer Dilatation des linken Vorhofes und der Lungenvenen, die das zusätzliche Regurgitationsvolumen aufnehmen, da das Blutvolumen im linken Vorhof und in den Lungenvenen ebensolange pendelt wie die Dauer von Systole und Diastole. Daher ist eine Quantifizierung der Insuffizienz aufgrund der Vorhofgröße nicht brauchbar. Da die Hinterwand des linken Vorhofes über die Lungenvenen fest mit den Lungen verbunden ist, zeigt diese Hauptbefestigung nur geringe Beweglichkeiten der Wandexkursionen des linken Vorhofes.

Die Vorderwand des linken Vorhofes, die von der Hinterwand der Aortenwurzel nicht abgrenzbar ist, wird daher bei einer Vergrößerung des Vorhofes nach vorn gedrückt, so daß eine kräftige Bewegung der Aortenwurzel auf ein hohes linksatriales Schlagvolumen hinweist und zum Bild einer Mitralinsuffizienz gehört. Derartige Bewegungen der Aortenwurzel sind auch bei Vorhof- und Ventrikelseptumdefekten durch die erhöhten Schlagvolumina zu beobachten. Eine Quantifizierung ist jedoch nicht möglich.

Bei der rheumatisch bedingten Mitralstenose ist häufig eine begleitende Insuffizienz zu beobachten. Eine extreme Vergrößerung des linken Vorhofes sollte jedoch an die Insuffizienz denken lassen, insbesondere wenn eine zusätzliche Verkalkung der Klappe vorliegt und der linke Ventrikel dilatiert ist. Bei einer reinen Stenose ist der linke Ventrikel dem niedrigen Füllungsvolumen entsprechend klein.

Bei überwiegender Mitralinsuffizienz mit geringem oder gar keinem Stenoseanteil zeigt sich häufig eine Restriktion des hinteren Klappensegels, das als verkürztes unbewegliches hinteres Segel darzustellen ist und die Insuffizienz verursacht.

Eine Mitralinsuffizienz ist Folge einer isolierten oder kombinierten Veränderung:

1. an den Mitralklappensegeln durch rheumatisch bedingte Schrumpfung und Versteifung der Klappensegelränder,
2. Sehnenfadenabrisse, Sehnenfadenüberdehnungen, Papillarmuskelabrisse oder Papillarmuskeldysfunktionen,
3. Mitralklappenringveränderungen durch sogenannte relative Mitralinsuffizienz bei ausgeprägter linksventrikulärer Dilatation oder sogenannter ideopathischer Verkalkung des Klappenringes als Ursache von Kalkeinlagerungen auf die proximalen Anteile der Klappensegel infolge arterieller Hypertonie, Diabetes mellitus oder Aortenvitium,
4. durch bakterielle Endokarditis mit Verkürzung und bakterieller Wucherung der Segel oder Perforation oder Sehnenfadenabriß → „Flail des Mitralsegels“ (Abb. 7.**12a–e**, 7.**13a–d**).

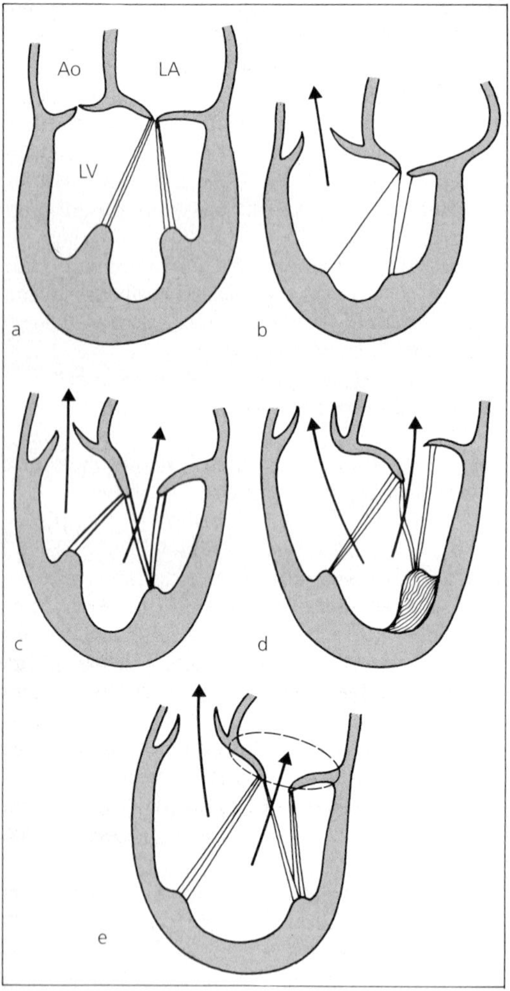

Abb. 7.**12** ▽

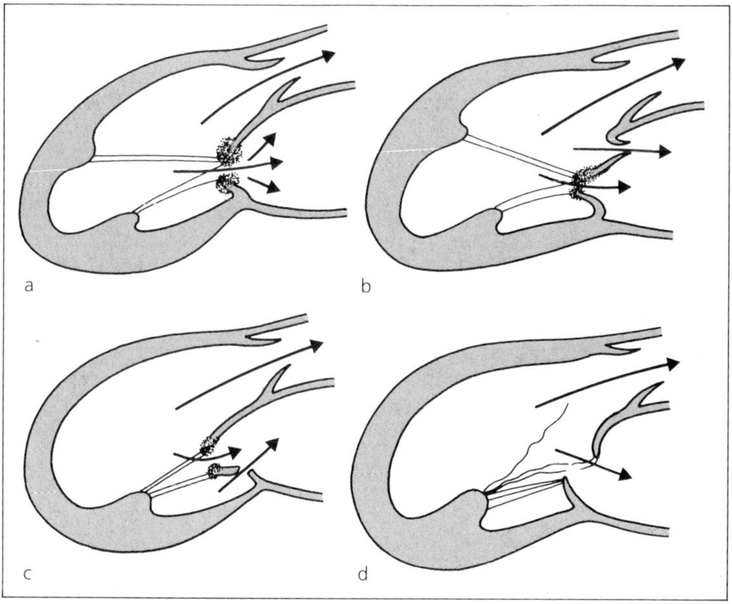

Abb. 7.**13** Mitralklappeninsuffizienz infolge bakterieller Endokarditis.
a) „Bakterieller Rasen" mit Verkürzung der Segel.
b) Perforation des vorderen Mitralsegels bei Endokarditis.
c) Perforation des hinteren Mitralsegels bei Endokarditis.
d) Sehnenfadenabriß bei Mitralendokarditis („Flail"-Syndrom).

◁ Abb. 7.**12** Verschiedene Formen der Mitralklappeninsuffizienz.
a) Normale Funktion der Klappen, Chordae und Papillarmuskeln. Frühsystolisch Klappen geschlossen, von den Chordae in Position gehalten und von den noch nicht kontrahierten Papillarmuskeln gespannt.
b) Endsystolisch Verkleinerung des linken Ventrikels, Kontraktion der Papillarmuskeln immer so, daß die Segel in gleicher Stellung bleiben. Auch Mitralringverkleinerung wirkt unterstützend auf Klappenschluß.
c) Mitralklappeninsuffizienz infolge rheumatischer Genese mit Verdickung und Verkürzung der Segel der Chordae tendineae, zusätzlich Klappenringvergrößerung → Folge pansystolischer Regurgitation → holosystolisches Geräusch.
d) Mitralklappeninsuffizienz infolge Dysfunktion eines fibrosierten Papillarmuskels. Häufig endsystolisches Geräusch.
e) Mitralklappeninsuffizienz bei vergrößertem linken Ventrikel. Da Papillarmuskeln und Chordae tendineae nicht lang genug sind, bei endsystolischer Verkürzung Vergrößerung der geöffneten Mitralklappenfläche.

Echokardiographische Zeichen einer Mitralklappeninsuffizienz im M-Mode

Es gibt keine typischen M-Mode-Zeichen einer reinen Mitralklappeninsuffizienz.

Indirekte Zeichen

1. Frühdiastolische Öffnungshöhe des vorderen Mitralsegels (DE-Amplitude erhöht).
2. Mesodiastolische Rückenschlagbewegung (EF-Slope) normal oder gesteigert.
3. Linker Ventrikel und linker Vorhof infolge vermehrtem Volumen vergrößert, infolge vermehrter Volumenbelastung häufig systolische Exkursionen der Hinterwand und des Kammerseptums mit erhöhter Amplitude. Aortentaschenklappen mesosystolisch partiell mit Rückschlagbewegung und endsystolischer Aortenklappenschluß als Folge der verkürzten Systolendauer vorzeitig einfallend (Abb. 7.**14**).

Sonderfall

Abriß der Chordae tendineae als typischer frühdiastolischer „Flail“ sichtbar.

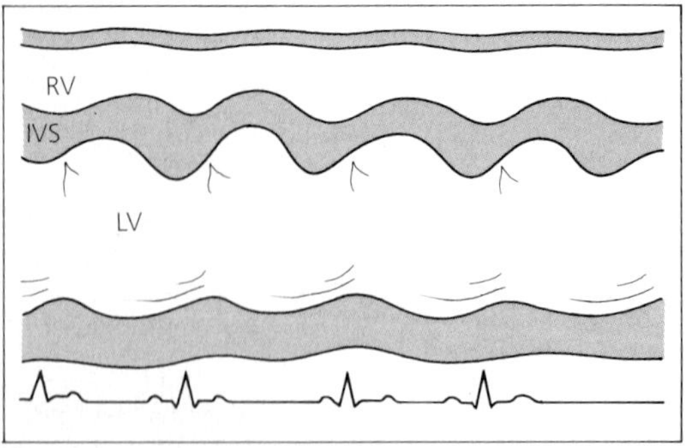

Abb. 7.**14** M-Mode Echokardiogramm bei Mitralinsuffizienz, deutliche Hyperkinesie des IVS und vergrößerter linksventrikulärer Durchmesser sind zu erkennen.

Echokardiographische Zeichen einer Mitralklappeninsuffizienz im 2D-Bild

Die 2D-Echokardiographie zeigt ebenfalls keine sicheren direkten Hinweise einer Mitralinsuffizienz, weil die Pendelvolumen durch die verstärkte systolisch-diastolische Bewegung des Klappenapparates eine genaue Beurteilung und Zeitpunkt des Auseinanderklaffens der Klappensegel nicht erfaßt.

Die Diagnose eines sog. „Flail-Mitralsegels" als dreschflegelartiges Klappensegel bei Abriß des Sehnenfadens ist jedoch möglich (s. DD in M-Mode).

Die echodichten Klappenringverkalkungen sind sicher identifizierbar und lokalisierbar. Die Abgrenzung zu den frei schwebenden Klappensegeln und zur linksventrikulären Hinterwand gelingt leichter als im M-Mode (Abb. 7.**15–18**).

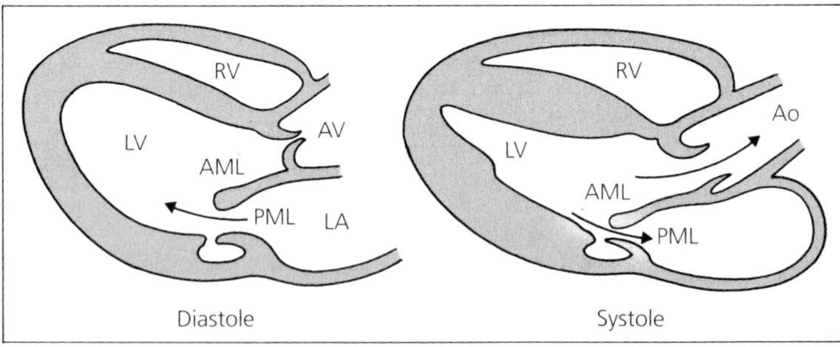

Abb. 7.**15** Die Abbildung zeigt eine schwere rheumatisch bedingte Mitralinsuffizienz im parasternalen Längsschnitt in der Diastole und Systole. Es ist zu erkennen, daß nur das vordere Segel eine gewisse Beweglichkeit zeigt, während das hintere Segel während des gesamten Herzzyklus unverändert bleibt.

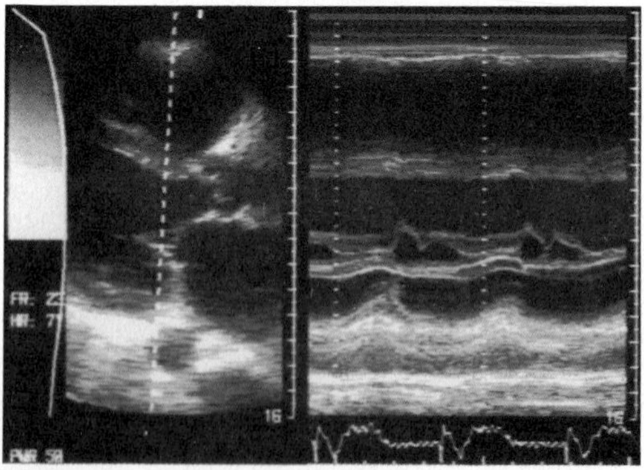

Abb. 7.**16** Mitralklappeninsuffizienz: Parasternal lange Achse: Dilatation des linken Ventrikels und des linken Vorhofes; relative „Starre" der hinteren Mitralklappe (s. a. Abb. 7.**17**), Hypokinesie des Septums.

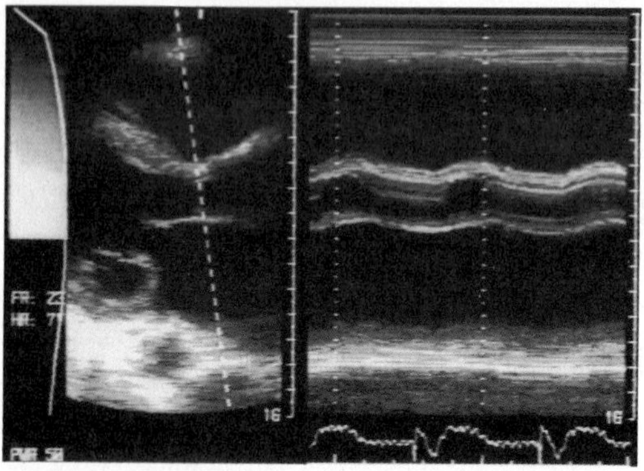

Abb. 7.**17** Parasternal lange Achse: Dilatation des linken Ventrikels und linken Vorhofes; relative „Starre" der hinteren Mitralklappe (vgl. Abb. 7.**16**).

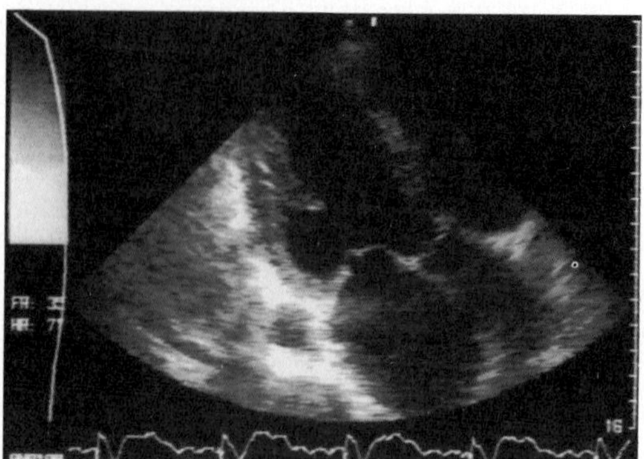

Abb. 7.**18** Apikaler 2-Kammerblick (modifiziert): Mitralklappeninsuffizienz mit gleichzeitig bestehender Mitralstenose („Doming" der Mitralklappe), Dilatation der linken Herzkammer und des linken Vorhofes.

Das Mitralklappenprolaps-Syndrom im M-Mode und 2D-Bild

Der primäre idiopathische Mitralklappenprolaps (MKP)

Ursache
Myxomatöse Umwandlung oder Degeneration der Klappensegel mit und ohne Einbeziehung der Chordae tendineae und des Ringes. Mitralsegelprolaps bei Marfan-Syndrom (meist mit Veränderungen der Trikuspidalklappe im Sinne eines Prolapses, sowie Dilatation der Aortenwurzel).

Symptome
Herzmißempfindungen, Angina-pectoris-ähnliche Beschwerden, Herzstolpern, Herzrasen, Atemnot. Bei der Auskultation findet sich ein mesosystolischer nicht ejektionsbedingter „Klick" mit oder ohne anschließendes spätsystolisches Geräusch.

Der sekundäre Mitralklappenprolaps
Dieser wird bei der hypertrophen obstruktiven Kardiomyopathie bei Vorhofseptumdefekt und häufig bei der koronaren Herzerkrankung beobachtet, wobei dies Folge einer Papillarmuskeldysfunktion bzw. ein Mißverhältnis der Größe des linken Ventrikels zum Klappenapparat sein kann.

Echokardiographische Zeichen des MKP im M-Mode (Abb. 7.**19a–c**):

- Charakteristische mesosystolische Unterbrechung mit nach vorn gerichteter CD-Bewegung, die plötzlich in eine nach posterior gerichtete konkave, meist U-förmige übergeht. Hierbei unterscheidet man ein frühsystolisches, ein meso- und ein spätsystolisches Mitralklappenprolaps-Syndrom, sowohl des vorderen wie auch des hinteren Segels.
- Häufig kommt es bei allen Formen des Mitralsegelprolaps zum „Hineinwölben" der proximalen Segelanteile in den linken Vorhof.
- Zarte Mehrfachechos der Mitralsegel („Splitterung") in der Systole.
- Erhöhte frühdiastolische Amplitude (DE) mit „Abrundung" der Bewegung.
- Tiefe der systolischen „Mulde" der Hängematte (CD-Streckenabsenkung sollte über 3 mm sein).
- Manchmal frühsystolische, schnelle Vorwärtsbewegung mit abrupter spätsystolischer Rückschlagbewegung.

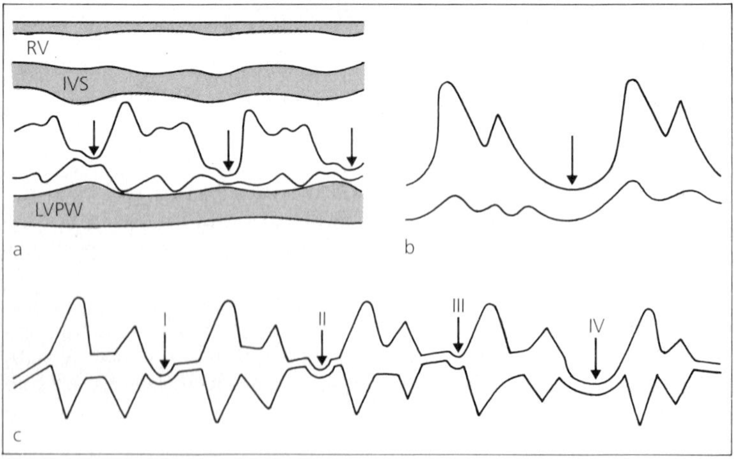

Abb. 7.**19**
a) M-Mode-Bild bei einem Mitralklappenprolaps.
b) Sogenanntes „Hängemattenphänomen" bei einem holosystolischen Prolaps der Mitralklappe.
c) I) frühsystolisch, II) mesosystolisch, III) spätsystolisch, IV) holosystolisch.

Merke: Im M-Mode alleiniger Nachweis des Mitralsegelprolaps ist nicht ausreichend für die Diagnose (möglichst auch 2D-Information)! (Abb. 7.**20**)

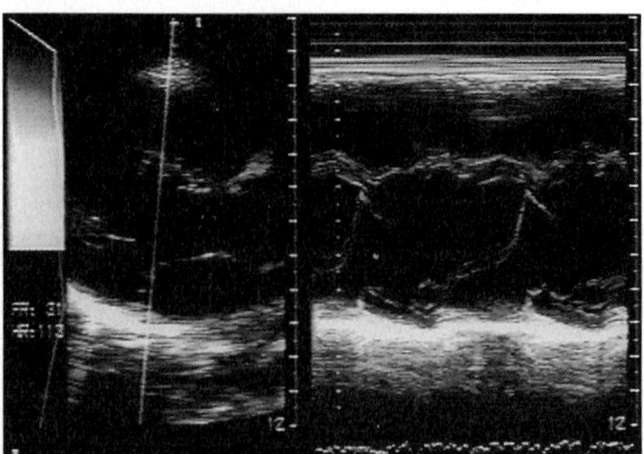

Abb. 7.**20**
Parasternal lange Achse: Frühsystolische Rückwärtsbewegung des vorderen Mitralsegels in Richtung linker Vorhof, im M-Mode-Bild gut erkennbar.

Echokardiographische Zeichen des MKP im 2D-Bild

In der parasternalen Längsachse erkennt man systolisch die unterschiedlich ausgeprägte bogenförmige Verlagerung beider Klappensegel nach superior posterior in den linken Vorhof. In der apikalen Projektion kann der MKP mitunter besser beurteilt werden, da man den Verlauf zu dem parallelen Septum und der linksventrikulären Hinterwand im Verhältnis systolisch-diastolisch besser beurteilen kann. Hier findet man häufig das sogenannte „flottierende, schlapp wirkende" vordere Mitralsegel, das häufig mit einem gleichzeitigen Sehnenfadenabriß die Ursache einer Mitralklappeninsuffizienz sein kann.

Aus einem Prolaps kann somit im Verlaufe eine Mitralklappeninsuffizienz entweder akut oder chronisch entstehen (Abb. 7.**21**, 7.**22**).

Echokardiographische Hinweise auf MKP im 2D-Bild

- Vorwölbung des Mitralsegels (holo- oder spätsystolisch) (im 2D- und M-Mode).
- Vergrößerter Mitralring und Verlagerung der Segel während der Systole nach apikodorsal in den linken Vorhof.
- Überschießende Bewegung der Mitralsegel, häufig mit Anschlagen des vorderen Mitralsegels an das Septum.
- Abnormale rückschlagsystolische Bewegung durch Verdickungen, Wellungen der Mitralsegel infolge Gewebsanomalie (Pseudoprolaps?).

Merke: Der Mitralsegelprolaps sollte möglichst im 1- und 2D-Verfahren nachgewiesen werden. Zusätzlich sichert jetzt noch die Dopplerechokardiographie den Nachweis des MKP mit begleitender Mitralinsuffizienz, durch das sog. „frühsystolische" regurgitationsfreie Intervall mit nachfolgender abrupter meso- bzw. spätsystolischer Verstärkung.

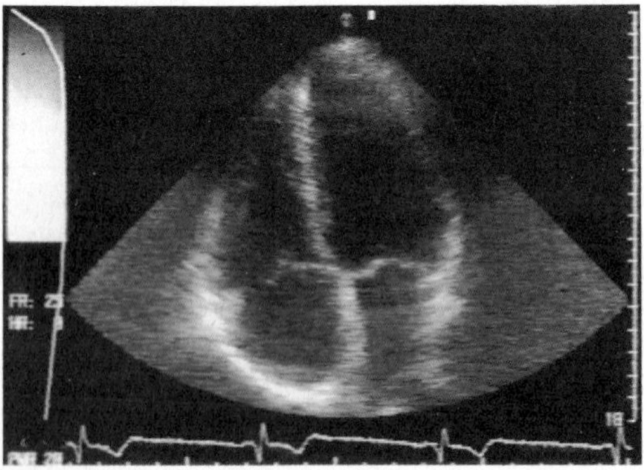

Abb. 7.**21** „4-Kammerblick": Systolische Rückwärtsbewegung (Prolaps) des septalen Mitralsegels.

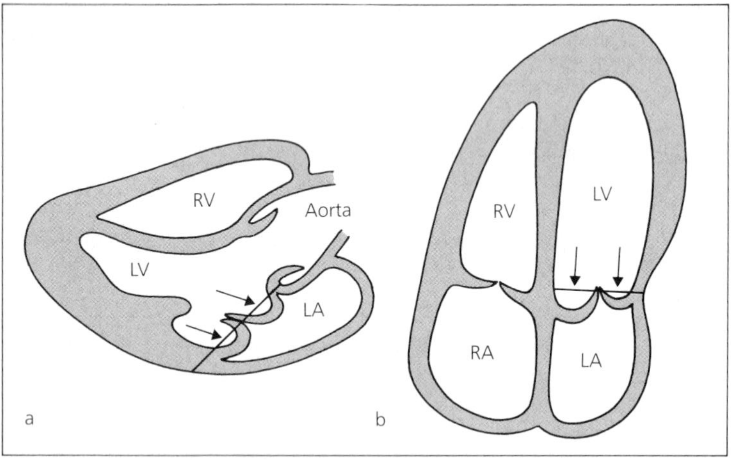

Abb. 7.**22** Vorwölbung beider Mitralsegel vorhofwärts während der Systole im parasternalen Längsschnitt (a) sowie im apikalen 4-Kammerblick (b).

Aortenklappenvitien

Aortenklappenstenose (= valvuläre Aortenstenose)

Definition
Herzklappenfehler mit Verengung der Klappenöffnungsfläche ($< 1{,}2\,cm^2$ leichtgradig, $< 0{,}5\,cm^2$ höchstgradig).

Ätiologie und Pathophysiologie
Rheumatisch bedingt, degenerativ arteriosklerotisch ausgelöst, Einengung der Aortenklappe, kritisch, wenn Druckgradient zwischen linkem Ventrikel und Aorta ascendens mehr als 75 mmHg beträgt und die errechnete Öffnungsfläche auf Werte unter $0{,}5\,cm^2$ abfällt. Werte unter $0{,}4\,cm^2$ sind Ausdruck einer schwersten Obstruktion.

Der Stenosegrad korreliert häufig mit Hypertrophie und erniedrigter Dehnbarkeit der linksventrikulären Muskulatur. Die Dilatation des linken Ventrikels ist bereits Folge der beginnenden Dekompensation. Dies kann zu Koronarinsuffizienz und Herzrhythmusstörungen führen.

Klinik
Relativ lange Beschwerdefreiheit, zuerst Synkopen oder Schwindelattacken, dann Herzinsuffizienz, Herzrhythmusstörungen, Dyspnoe, Pulsus parvus et tardus.

Diagnose
1. Anamnestische Hinweise.
2. Auskultation leiser 1. und 2. HT mit paradoxer Spaltung des 2. HT, lautes holosystolisches, meist spindelförmiges Austreibungsgeräusch mit Pm über Aorta und Fortleitung in die Karotiden – evtl. frühsystolischer Ejektions-Klick.
3. EKG: Zeichen der Linksherzhypertrophie.
4. Echokardiographie (M-Mode, 2D, FDE*).
5. Röntgenthorax: Am Anfang wenig verändert, im späteren Verlauf Entwicklungszeichen der Linksherzinsuffizienz, evtl. Ektasie der Aorta ascendens.

Von der valvulären Aortenstenose wird getrennt die
- supravalvuläre Aortenstenose (s. angeborener Herzfehler),
- subvalvuläre Aortenstenose (s. angeborener Herzfehler).

* FDE = Farbcodierte Dopplerechokardiographie.

Echokardiographische Kriterien der valvulären Aortenstenose im 1- und 2dimensionalen Echokardiogramm

- Mehrfachechos im Bereich der Aortenklappentaschen (2D- und M-Mode).
- Fehlende systolische hochfrequente Flatterbewegungen der geöffneten Aortenklappe im M-Mode-Echokardiogramm.
- Verminderte systolische Separationsbewegung der Klappe (2D- und M-Mode).
- Systolische „Domstellung" der Klappen im 2dimensionalen Bild (parasternale Längsachse).
- Verdickung der linksventrikulären Muskulatur bei normalem Durchmesser des linken Ventrikels, regelrechte (EF) Verkürzungsfraktion (bei myokardial kompensierten Patienten).
- Evtl. Erweiterung im Bereich der Aorta ascendens (2D- und M-Mode) (Abb. 7.**23**, 7.**24**).

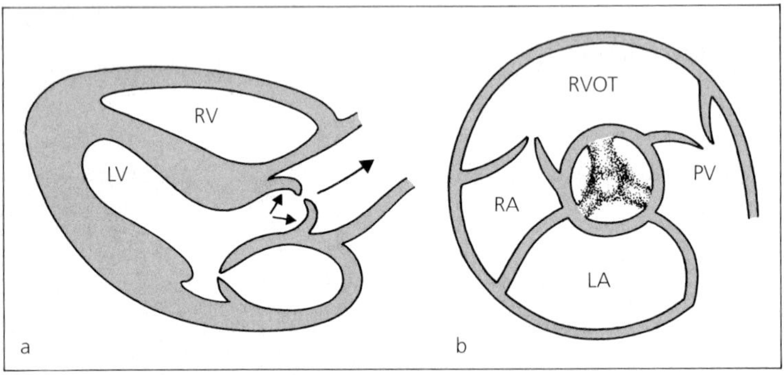

Abb. 7.**23**

a) 2D-Bild bei valvulärer Aortenstenose:
- „Domstellung der Klappensegel",
- Hypertrophie des linken Ventrikels.

b) 2D-Bild: kurze Achse, Aorta mit Stenose.

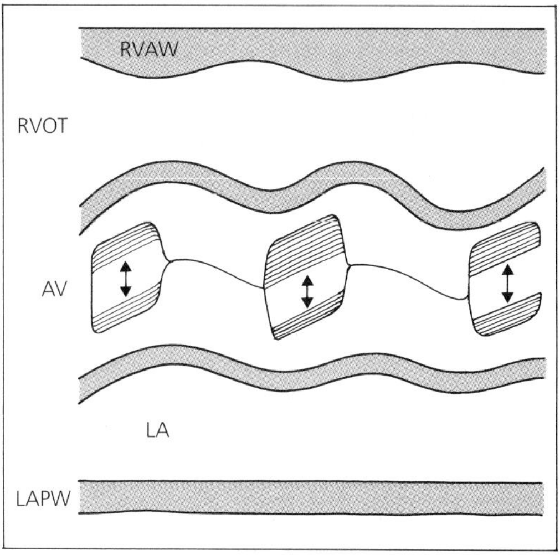

Abb. 7.**24**
Aortenstenose im M-Mode.

Differentialdiagnose
Supra- und subvalvuläre Aortenstenose – hypertrophische obstruktive Kardiomyopathie (HOCM).

Hinweise auf leichtergradige Aortenstenose im 1- und 2dimensionalen Echokardiogramm (Öffnungsfläche > 1,2 cm^2):
- Systolische Taschenseparation > 12 mm, weitgehend erhaltene Mobilität mindestens einer Taschenklappe im 2dimensionalen Echokardiogramm (parasternale Querachse).
- Linksventrikuläre Muskulatur noch normal oder lediglich geringgradig verdickt bei regelrechtem linksventrikulärem Durchmesser und normaler Verkürzungsfraktion.
- Dopplerechokardiographische Bestimmung des mittleren Gradienten an der Aortenklappe wünschenswert.

Hinweise auf höhergradige Aortenstenose im 1- und 2dimensionalen Echokardiogramm (Öffnungsfläche ca. 0,5 cm^2):
- Systolische Klappenseparation < 8 mm, weitgehende Immobilität aller drei Taschenklappen in der parasternalen Querachse, ausgeprägte Mehrfachechos im Bereich des Klappenapparates.
- Deutliche Verdickung der linksventrikulären Muskulatur bei normalem enddiastolischen Durchmesser und regelrechter Verkürzungsfraktion (myokardial kompensiert) bzw. vergrößerter

linksventrikulärer enddiastolischer Durchmesser und verminderte systolische Durchmesserverkürzung bei grenzwertig verdickter Muskulatur (myokardial dekompensiert).
- Dopplerechokardiographische Bestimmung des instantanen und des mittleren Druckgradienten an der Aortenklappe zusätzlich zu der Aortenklappenöffnungsfläche erforderlich (Abb. 7.**25–27**).

Merke: Degenerative Veränderungen, wie Verkalkungen und auch spätere Stenosen der Aortentaschenklappen, beginnen meist am Ansatz bzw. an der Basis und schreiten zur Spitze der Klappe fort. (Vegetationen) Entzündungen der Aortenklappen entwickeln sich vorwiegend an der Spitze und erst später an der Basis.

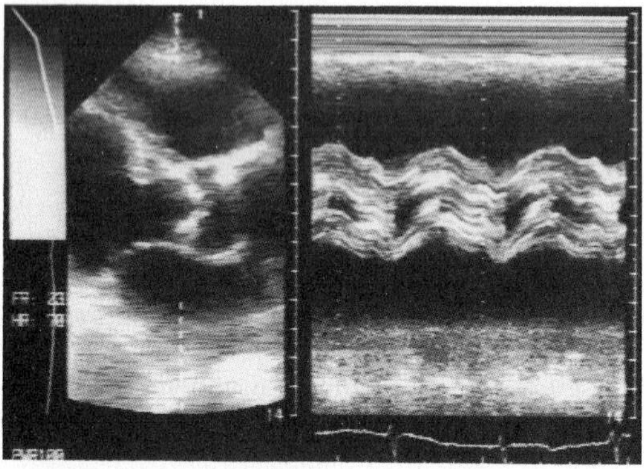

Abb. 7.**25** Aortenklappenstenose. Parasternal lange Achse:
- hypertrophiertes Septum;
- verkalkte Aortenklappen
- mit typischen Echomustern (2D- und M-Mode-Bild).

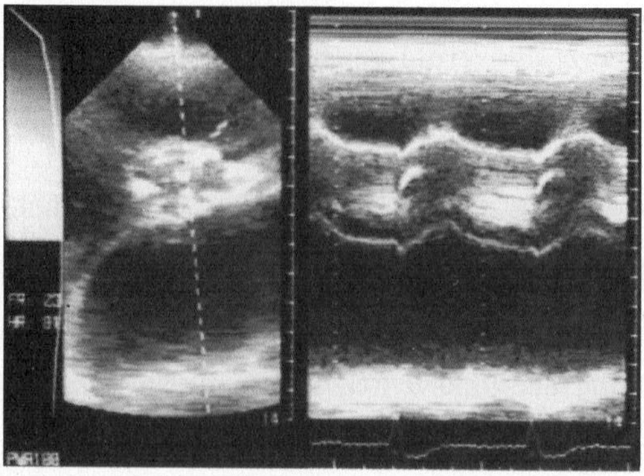

Abb. 7.**26** Parasternal kurze Achse: Deutliche Verkalkungen aller Aortenklappen mit hellen Reflexen und reduzierter Öffnungsfläche (2D- und M-Mode-Bild), Dilatation des linken Vorhofes infolge Druckerhöhung.

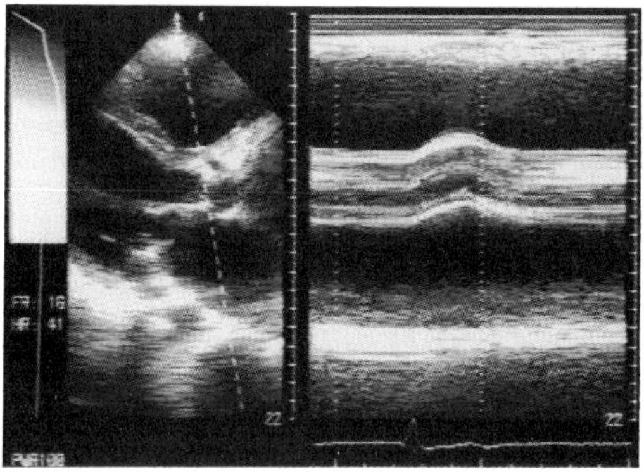

Abb. 7.**27**
Parasternal lange Achse: Aortenklappenstenose im 2D- und M-Mode-Bild mit typischem Echomuster. Zusätzliche Verkalkungen der Mitralklappen.

Aortenklappeninsuffizienz (AI)

Definition
Herzklappenfehler mit Schlußunfähigkeit der Aortenklappe. Kongenitale Aorteninsuffizienz meistens als Bikuspidalklappe angelegt, häufig in Kombination mit einem Ventrikelseptumdefekt oder einer Aortenisthmusstenose.

Ätiologie
Die häufigeren erworbenen Formen sind durch Veränderungen der Klappensegel an der Aortenwurzel meistens durch ein rheumatisches Fieber bedingt:

Rheumatische Erkrankungen, Arteriosklerose bei Hypertonie, zystische Medianekrose der Aorta, Marfansyndrom, Mesaortitis luetica, Aneurysma des Sinus valsalvae, Aneurysma dissecans.

Seltenere Klappenveränderungen sind Folge von Degenerationen im Sinne der myxomatösen Form oder bedingt durch Dilatation der Aortenwurzel mit Überdehnung des Klappenringes und der Schlußunfähigkeit der Klappe.

Bei schweren Formen der Aorteninsuffizienz kann das systolische Volumen bis zu 80% zurückfallen. Bei der akuten Form kann der nicht adaptierte linke Ventrikel das Rückflußvolumen nicht auffangen, so daß das effektive Schlagvolumen sofort abnimmt. Es kommt zur umgehenden akuten Dilatation und Insuffizienz des linken Herzens.

Klinik

Schwindel – Neigung zu orthostatischem Kollaps, Angina pectoris – Musset-Zeichen (synchrones Nicken des Kopfes mit dem Puls) evtl. Durozic-Doppelgeräusch über den großen Extremitätenarterien, Kapillarpuls, Zeichen der Linksherzinsuffizienz, sichtbarer Kapillarpuls (Quincke), hohe Blutdruckamplitude.

Diagnose

Anamnestische Hinweise:

1. Klinik,
2. Auskultation: normaler 1. HT, leiser 2. HT, frühdiastolisches decrescendoförmiges, leises hochfrequentes Geräusch mit Pm, 2.–3. ICR links, evtl. Austin-Flint-Geräusch bei hochgradiger Insuffizienz,
3. EKG: Linksherzhypertrophie – Erregungsrückbildungsstörungen,
4. Echokardiographie,
5. Röntgenthorax: Dilatation der linken Kammer, Dilatation der Aorta ascendens durch Pendelblut.

Echokardiographische Kriterien der Aortenklappeninsuffizienz im 1- und 2dimensionalen Echokardiogramm

- Diastolisch hochfrequente Flatterbewegungen des vorderen, evtl. des hinteren Mitralsegels oder des Kammerseptums.
- Verminderte frühdiastolische DE-Amplitude des vorderen Mitralsegels bedingt durch aortalen Regurgitationsjet, der die frühe Exkursion verhindert.
- „Reversed doming" der Mitralis in 2D infolge frühdyastolischer Behinderung der typischen Bewegungsamplitude des vorderen Mitralsegels.
- Vorzeitiger Mitralklappenschluß (bei akuter Aorteninsuffizienz).
- Vorzeitige Aortenklappenöffnung (bei akuter Aorteninsuffizienz).
- Vergrößerter linker Ventrikel, regelrechte systolische Verkürzungsfraktion, normale oder geringe Verdickung von Hinterwand und Kammerseptum.
- Evtl. aneurysmatische Ausweitung der Aortenwurzel.
- Evtl. Nachweis einer Aortenwurzeldissektion.

- Evtl. Nachweis endokarditischer Vegetationen an der Aortenklappe bzw. des diastolischen Prolabierens von Klappenanteilen in den linksventrikulären Ausflußtrakt.
- Nachweis eines diastolischen Blutflusses im linksventrikulären Ausflußtrakt mittels gepulstem, kontinuierlichem oder farbcodiertem Doppler.

Differentialdiagnose
Aortenklappenprolaps → Aortenklappenendokarditis → Aortenwurzeldissektion → idiopathische Aortenklappenektasie (Abb. 7.**28–33**).

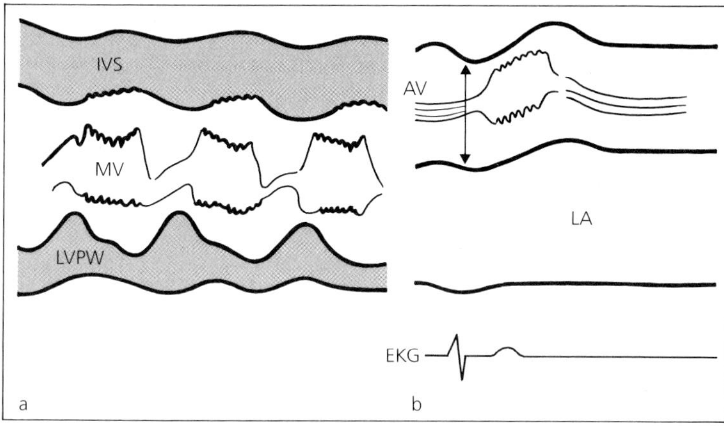

Abb. 7.**28**
a) M-Mode-Bild bei Aorteninsuffizienz: erkennbar sind feine hoch-frequente Flatterbewegungen im diastolischen Bereich des Septum interventriculare und der beiden Mitralsegel sowie verminderte frühdiastolische Öffnungsamplitude des vorderen Mitralsegels.
b) Aorteninsuffizienz im M-Mode:
- Eiform der Aortenklappenechos
- systolische Oszillation
- diastolische Mehrfachechos
- Dilatation der Aortenwurzel

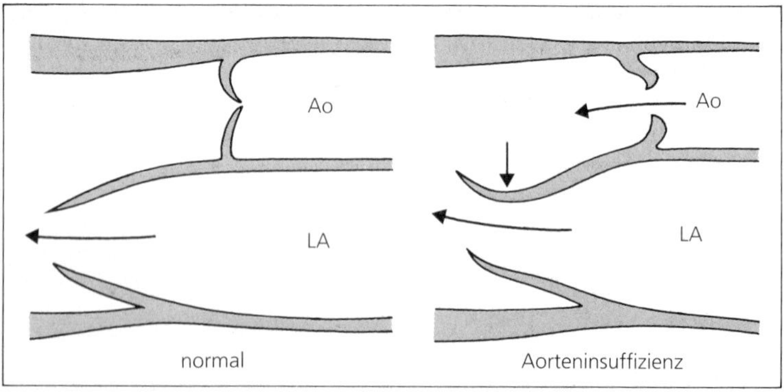

Abb. 7.**29** Häufig sogenanntes „reversed doming" (umgekehrtes Doming) ↓ des vorderen Mitralsegels in der Diastole infolge regurgitierendem Pendelvolumen.

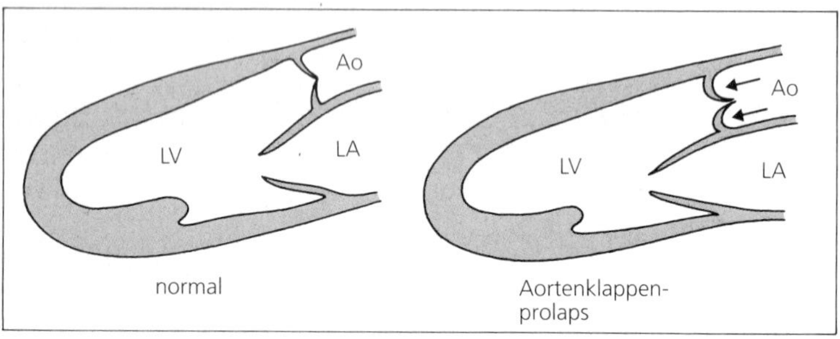

Abb. 7.**30** Aortenklappenprolaps.

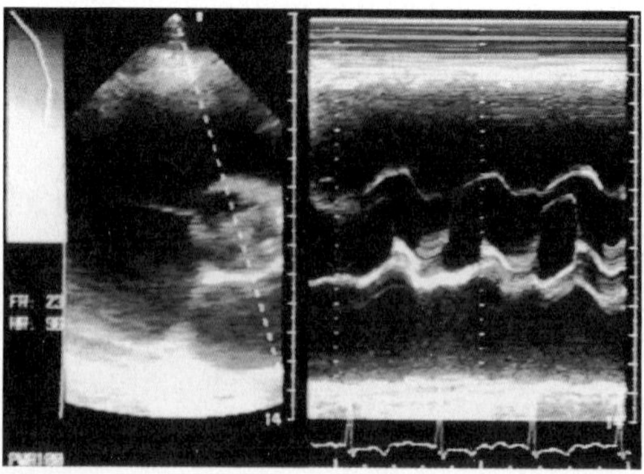

Abb. 7.**31** Parasternal kurze Achse: Klappeninsuffizienz infolge akuter Aortenklappenendokarditis, besonders deutlich im M-Mode.

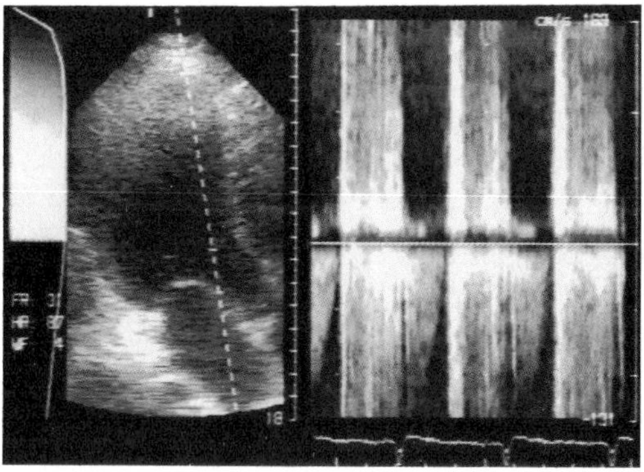

Abb. 7.**32** Apikaler 2-Kammerblick in 2D-und simultaner CW-Doppler-Aufzeichnung als zuverlässiger Nachweis einer Aortenklappeninsuffizienz. Im CW-Doppler, der im Ausflußtrakt des linken Ventrikels liegt, zeigen sich diastolisch „weiße Säulen" als Zeichen der Regurgitation.

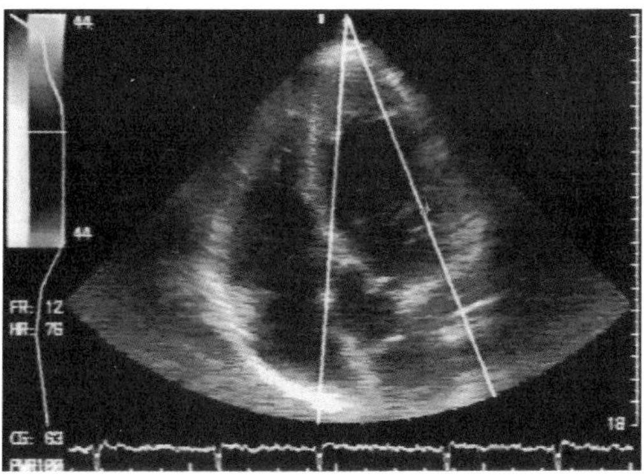

Abb. 7.**33** Aortenklappeninsuffizienz: 4-Kammerblick mit Aortenklappe („5-Kammerblick"), Prolaps der Aortenklappen infolge Endokarditis.

Trikuspidalklappe

Die Trikuspidalklappe ist am besten in der parasternal kurzen Achse und der apikal langen Achse („4-Kammer-Blick“) darzustellen. Hierbei zeigen sich in der M-Mode-Echokardiographie die gleichen Bewegungsabläufe und Benennungen der Meßpunkte wie bei der Mitralklappe.

Man unterscheidet das vordere anteriore, das hintere posteriore und das mediale septale Trikuspidalsegel, wobei in der M-Mode und 2D-Echokardiographie sich jedoch nur das vordere und posteriore Segel darstellen läßt (Abb. 7.**34**).

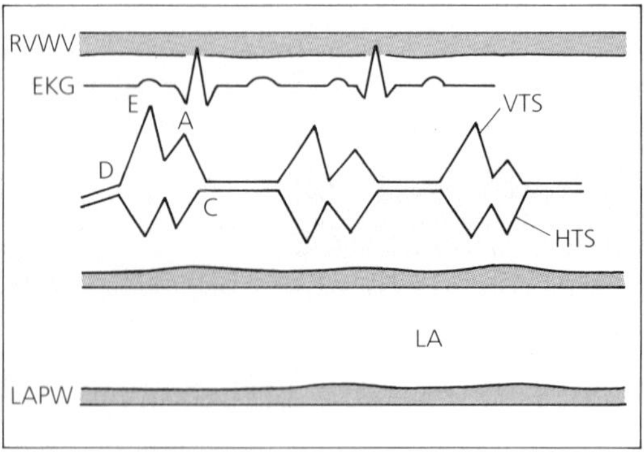

Abb. 7.**34** M-Mode-Bild der Trikuspidalklappe in parasternaler kurzer Achse.
RVAW rechtsventrikuläre Vorderwand
LA linker Vorhof
LAPW Hinterwand des linken Vorhofes
VTS vorderes Trikuspidalsegel
HTS hinteres Trikuspidalsegel

Trikuspidalstenose – Trikuspidalinsuffizienz (TS, TI) im M-Mode- und 2D-Echokardiogramm

Erworbene Erkrankungen meist durch rheumatisches Fieber bedingt und häufig kombiniert mit einer Mitralstenose. Trikuspidalstenose und Mitralstenose sind oft verbunden und gehen mitunter in eine Trikuspidalinsuffizienz über.

Angeborene Erkrankungen meistens bei Trikuspidal- und Pulmonalklappenhypoplasie oder Atresie auftretend.

Trikuspidalstenose (TS) im M-Mode
Spiegelbildlicher Befund der isolierten Mitralstenose rechts. Vorhof vergrößert, rechter Ventrikel in der Regel weit, vorderes Trikuspidalklappensegel meist gut sichtbar, gleiches Bewegungsphänomen wie vorderes Mitralsegel, EF-Slope jedoch flacher und A-Welle fast immer fehlend.

Trikuspidalstenose (TS) im 2D-Echo
Rechter Vorhof und rechter Ventrikel meist deutlich vergrößert. Atriales Septum weit nach links vorgewölbt (isolierte TS), Druckerhöhung im rechten Vorhof sich fortsetzend in die dialatierte Vena cava inferior und in die Lebervenen. Bewegungsablauf der Trikuspidalklappe wie bei Mitralstenose mit eingeschränkter Beweglichkeit der Klappensegel und verminderter Öffnung mit Verdickung der Klappen oder Kalkeinlagerung, „Doming" der Trikuspidalklappe (Abb. 7.**35**, 7.**36**).

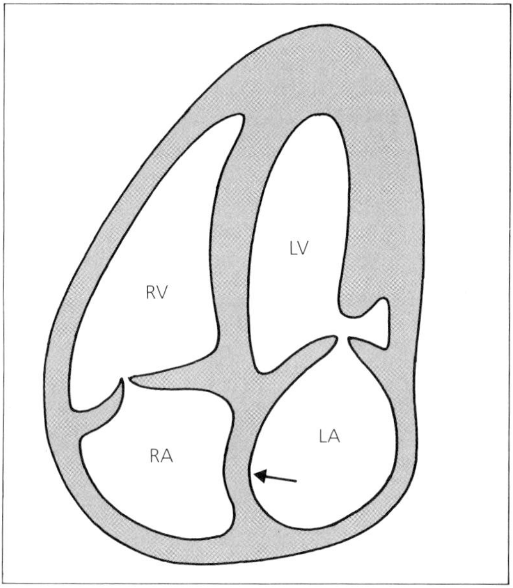

Abb. 7.**35**
Apikaler 4-Kammerblick während der Diastole. Kombinierte Mitral- und Trikuspidalstenose, achte auf vorgewölbtes intraatriales Septum (←).

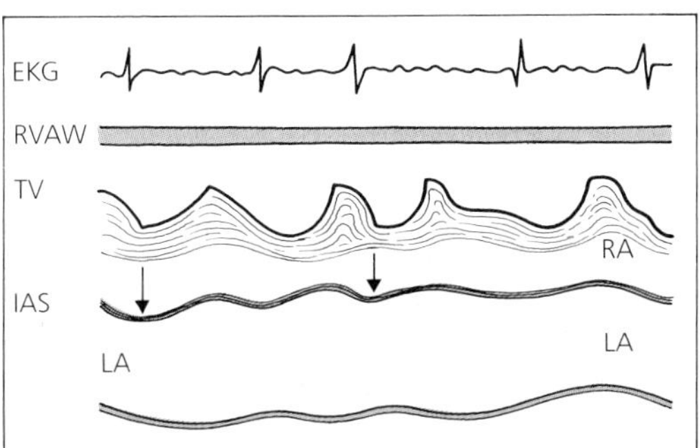

Abb. 7.**36**
M-Mode-Bild bei Trikuspidalstenose, reduzierter EF-Slope sowie Öffnungsamplitude IAS nach dorsal in Richtung LA.

Trikuspidalinsuffizienz (TI) im M-Mode
Die Größe des rechten Ventrikels ist beschränkt beurteilbar. Interventrikuläres Septum bewegt sich häufig paradox.
Trikuspidalklappe wird durch die Vergrößerung des rechten Ventrikels registriert.

Trikuspidalinsuffizienz (TI) im 2D-Echo
Vergrößerung des rechten Vorhofes und des rechten Ventrikels im apikalen und subkostalen Blickwinkel, Verschiebung des intraatrialen Septums nach links, V.cava und Lebervenen gestaut (negativer Valsalva-Versuch) (Abb. 7.**37**).

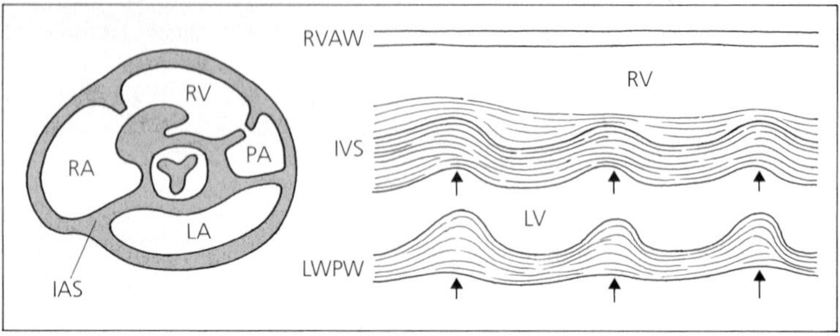

Abb. 7.**37** TI im 2D-Bild: z. B. bakterielle Endokarditis der Trikuspidalklappe in parasternalem Querschnitt mit Vergrößerung des rechten Vorhofes und Verschiebung des IAS nach LA.
TI im M-Mode-Bild:
– paradoxe Bewegung des Septums
– Vergrößerung des rechten Ventrikels.

Pulmonalklappe

Die Pulmonalklappe ist im M-Mode und im 2D-Echokardiogramm in der parasternal kurzen Achse (= Höhe der Aortenwurzel) fast immer darstellbar. Auch hier sind trotz anatomisch vorhandenen 3 Taschenklappen (Cuspis anterior, posterior, medialis) ähnlich wie bei der Aorta nur 2 Klappen darstellbar.

Sie ergeben ebenso ähnliche systolische „kastenartige“ Bewegungsabläufe und diastolische Schließbewegungen wie die Aorta (Abb. 7.**38**).

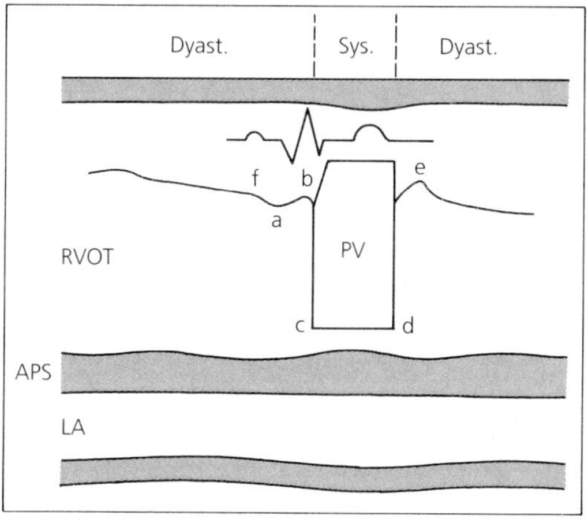

Abb. 7.**38** Pulmonalklappe im M-Mode.
LA linker Vorhof
APS aortopulmonaler Sulkus
RVOT rechtsventrikulärer Ausflußtrakt

Pulmonalstenose – Pulmonalinsuffizienz

In allen Fällen führt die Pulmonalklappenstenose zu einer Druckbelastung und zu einer konzentrischen Hypertrophie der rechten Herzkammer.

Formen der valvulären Pulmonalstenose
1. Harte verwachsene Klappensegel mit poststenotischer Dilatation.
2. Dysplastische Klappensegel mit engem Klappenring und hypoplastischer Pulmonalarterie ohne poststenotische Dilatation (angeboren).

Pulmonalstenose im M-Mode
Die valvulären Pulmonalstenosen zeigen eine Dickenzunahme der Vorderwand des rechten Ventrikels und des Septums und eine Vertiefung A-Welle, die infolge enddiastolischer Druckerhöhung des rechten Ventrikels entsteht.

Angeborene supravalvuläre und subvalvuläre Pulmonalstenosen führen zur Hypertrophie des rechten Ventrikels, zeigen jedoch keine vertiefte A-Welle.

Pulmonalstenose im 2D-Echo
Die valvuläre Pulmonalstenose zeigt kräftige Echos nur in schwerer Form an den verdickten Klappenblättern, die in der Systole nicht verschwinden. Die supravalvuläre und subvalvuläre Pulmonalstenose sind durch Beurteilung der Pulmonalweite nur begrenzt zu beurteilen.

Die Pulmonalinsuffizienz ist häufig mit einer Dysplasie der Klappe vergesellschaftet und kann wie andere Insuffizienzen im M-Mode und im 2D-Echo nur schwer beurteilt werden. Eine genaue Aussage ist lediglich über die farbcodierte Dopplerechokardiographie möglich.

8. Angeborene Herzfehler

Dies sind Herz- und Gefäßmißbildungen, welche auf genetische Dispositionen zurückzuführen sind, die häufig durch eine exogene Noxe beeinflußt werden, z. B.: Rötelnembryopathie, Alkoholabusus, Thalidomidvergiftung oder Sauerstoffmangel, Diabetes. AgH können isoliert oder im Rahmen komplexer Mißbildungen vorkommen.

Systematik der Herz- und Gefäßmißbildungen (nach Thomas et al.):

1. Herz- und Gefäßmißbildung ohne Shunt:
   Herzklappenfehler (Stenose-Insuffizien),
   Aortenistmusstenose (Shunt fakultativ),
   abnormer Abgang der linken Koronararterie.
2. Herz- und Gefäßmißbildungen mit primärem Links-rechts-Shunt:
   Vorhofseptumdefekt (offenes Foramen ovale),
   Lutembacher-Syndrom,
   Ventrikelseptumdefekt,
   Lungenvenen-Transposition,
   Persistenz des Ductus arteriosus Botalli.
3. Herz- und Gefäßmißbildungen mit primärem Rechts-links-Shunt (Zyanose):
   Truncus arteriosus communis,
   Transposition der großen Arterien,
   Trikuspidalatresie,
   Fallot-Tetralogie (Pentalogie),
   Double outlet right ventricle,
   Taussig-Bing-Syndrom,
   Fehlmündung der oberen Hohlvenen.

Von klinischer Bedeutung ist die Unterscheidung von Vitien mit und ohne Shunt zwischen dem großen und kleinen Kreislauf. Die Richtung der Blutzirkulation, z. B. Links-rechts-Shunt, ist entscheidend für die zukünftige Lebensweise.

Durch progressive Herzveränderungen mit Veränderung (z. B. Rechtsherzhypertrophie oder durch einen plötzlichen Anstieg des Druckes im Lungenkreislauf – Husten, Schreien) kann diese Richtung permanent oder vorübergehend geändert werden (sog. Umkehr des Kreislaufes, Shunt-Umkehr).

Häufigkeit der Herz- und Gefäßmißbildungen (nach Thomas et al.):

Herz- und Gefäßmißbildung	Häufigkeit	Let.**
Ventrikelseptumdefekt	30%	–
Vorhofseptumdefekt	10%	–
offener Ductus Botalli	10%	20%
Pulmonalstenose	7%	10%
Aortenisthmusstenose	7%	
präduktale infantile Form		89%
postduktale Erwachsenen-Form		60%
Aortenstenose	6%	10%
Fallot-Tetralogie	6%	30%
komplette Transposition	4%	90
Truncus arteriosus communis	2%	–
Trikuspidalatresie	1%	66%
weitere Mißbildungen	17%	–
totale Lungenvenentransposition		80%

* Bezogen auf alle Herz- und Gefäßmißbildungen
** Letalität im 1. Lebensjahr

Ventrikelseptumdefekt (VSD)

Häufigste angeborene Herzvitien können isoliert oder kombiniert vorkommen. Meist handelt es sich um einen Defekt im Kammerscheidewandbereich mit Links-rechts-Shunt. Häufig ist er im oberen Anteil des Septums gelegen (Pars membranacea). Ca. 20% sind im unteren muskulären Bereich des Septums lokalisiert und meist finden sich hier noch kleinere Defekte (Roger-Syndrom).

Der Ventrikelseptumdefekt ist häufig mit anderen Mißbildungen kombiniert: z.B. Vorhofseptumdefekt, offener D. Botalli, Aorteninsuffizienz, Mitralinsuffizienz, Trikuspidalinsuffizienz, Pulmonalstenose (Abb. 8.**1**).

Ventrikelseptumdefekte beim Erwachsenen
Bei Erwachsenen werden ebenfalls erworbene Ventrikelseptumdefekte bzw. Septumdefekt infolge eines Infarktes mit Ruptur oder durch Herzverletzung auftreten. Der angeborene Ventrikelseptumdefekt liegt häufig im menbranösen Septum in Höhe der Herzklappenebene und öffnet sich vom linken zum rechten Ventrikel. Die erworbenen Ventrikelseptumdefekte entstehen sowohl im membranösen wie auch im muskulären Abschnitt durch Trauma oder nekrotischen Bezirk infolge transmuralem Infarkt.

Hierbei werden besonders die vorderen und hinteren Septumareale im Übergang zur freien Ventrikelwand getroffen.

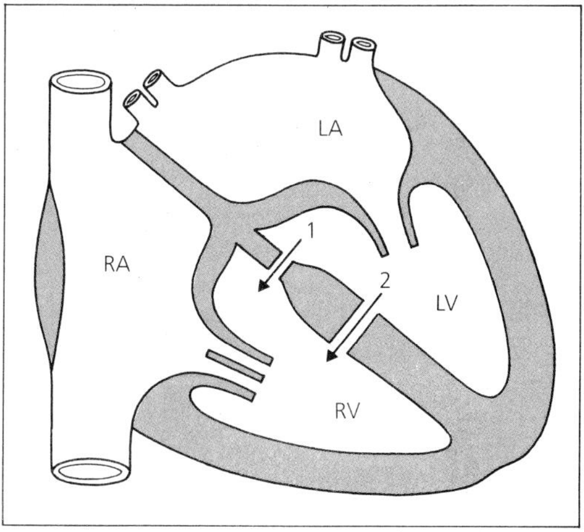

Abb. 8.**1** Ventrikelseptumdefekt (modifiziert nach Thomas et al.)
1. in Pars muscularis
2. in Pars membranacea

Septumdefekte oder Rupturen entstehen auch bei bakterieller Besiedelung des Septums. Die Septumdefekte sehen scharf ausgestanzt teilweise röhrenförmig aus, wobei kleinere Defekte im muskulären Teil durch die Kontraktion verschlossen werden können.

Der Ventrikelseptumdefekt ist ab einer Größe von 2–5 mm nachweisbar, wenn er im 2D-Echo erkennbar sein soll. Die Feststellung der Größe des Ventrikelseptumdefektes wird heute mittels Echokontrast und der farbcodierten Dopplerechokardiographie ermittelt. Die Kenntnis gerade der erworbenen Septumdefekte ist heute um so wichtiger, da im Erwachsenenalter weniger angeborene Ventrikelseptumdefekte erwartet werden.

Kleine Defekte mit einem Links-rechts-Shunt-Volumen unter 3 l/min zeigen keine wesentliche Erhöhung des Drucks im rechten Ventrikel, größere Defekte führen zu erheblichem Druckanstieg im kleinen Kreislauf und zur schnellen kardialen Dekompensation.

Steigt der pulmonale Gefäßwiderstand an, nimmt das Shuntvolumen ab, bis es nach einigen Jahren zur Shuntumkehr im Sinne eines Eisenmengerkomplexes mit Zyanose kommt.

Kleine Defekte: völlige Beschwerdefreiheit.

Größere Defekte mit geringer Belastbarkeit, Dyspnoe, Neigung zu bronchopulmonalen Infekten, Auftreten der Mischzyanose, häufig zwischen 2. und 10. Lebensjahr, evtl. Trommelschlegelfinger und Uhrglasnägel. Häufiges Schwirren am unteren Sternumrand, Pulsationen bei pulmonaler Hypertonie.

Bei Auskultation ergibt sich ein lautes systolisches Preßstrahlgeräusch mit P/M im 3./4. ICR links parasternal, besonders laut bei kleinem Shuntvolumen. Manchmal abhängige Spaltung des 2. Herztones.

Ventrikelseptumdefekt im M-Mode-Echokardiogramm

Nachweis einer subaortalen Echolücke („Drop out") auf perimembranösen großen Ventrikelseptumdefekt hinweisend.

Indirekte Kriterien des VSD in M-Mode. Häufig linksventrikuläre Volumenbelastung, Erweiterung des rechten Ventrikels und des linken Vorhofes, verstärkte systolische Kontraktionen des Kammerseptums und der linksventrikulären Hinterwand. Mitunter auch systolisch „unkoordiniertes Flattern" der Pulmonalklappe infolge Turbulenz, hin und wieder auch systolische „Flatterbewegungen der Trikuspidalklappe" (Abb. 8.**2**).

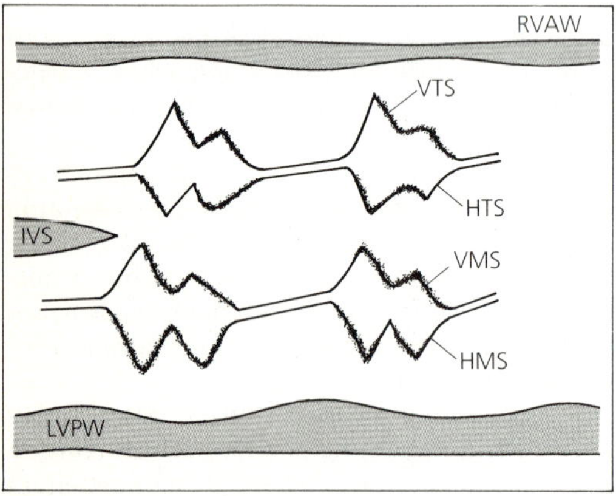

Abb. 8.**2** M-Mode-Bild bei großem Ventrikelseptumdefekt.

Ventrikelseptumdefekt im 2D-Echokardiogramm

Direkte Darstellung des perimembranösen Defektes in apikaler und subkostaler 4-Kammer-Ebene und linker parasternaler Querachsebene möglich.

Wenn in mindestens 2 verschiedenen Schnittebenen an gleicher Stelle das Septum nicht vollständig dargestellt wird, ist die Diagnose relativ sicher (Abb. 8.**3**).

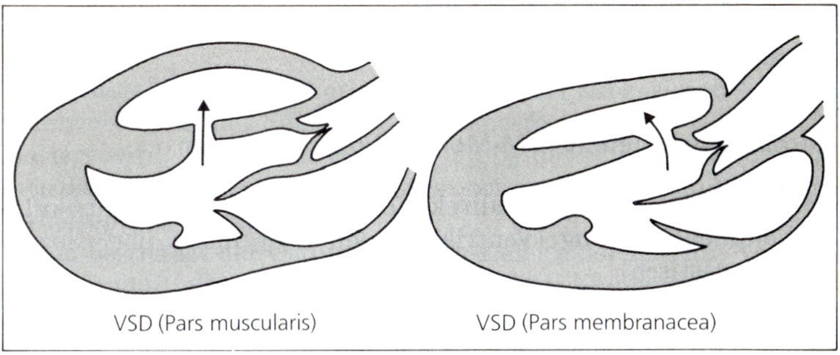

Abb. 8.**3** Ventrikelseptumdefekt im 2D-Bild.

Merke:

1. Ventrikelseptumdefekte wie auch Vorhofseptumdefekte zeigen recht häufig ein intensives Randecho des Defektes.
2. Die Ventrikelseptumdefekte im trabekularisierten Septum sind sehr schwer darstellbar, da sie häufig nur klein und oft multipel auftreten („Schweizer-Käse-Defekte").
3. Ventrikelseptumdefekt wie auch Vorhofseptumdefekt gut durch sog. Kontrastmittelechokardiographie darstellbar (sog. „Auswascheffekt").
4. Quantifizierung des Kurzschlußvolumens jedoch nicht möglich. Bei Druckerhöhung des rechten Ventrikels bis auf 2/3 des linksventrikulären systolischen Druckes häufig frühdiastolischer Kontrastmittelübertritt aus dem rechten in den linken Ventrikel nachweisbar.
5. Bei Druckangleich des Ventrikelseptumdefektes Kontrastmittelübertritt sowohl diastolisch wie auch systolisch in den Ventrikel möglich.
6. Dopplerechokardiographischer Ventrikelseptumdefekt nur durch Turbulenzen im rechtsventrikulären Ausflußtrakt gekennzeichnet.
7. Dopplerechokardiographischer Nachweis selbst kleiner Ventrikelseptumdefekte bis 90% möglich.
8. Tiefergelegene Defekte im trabekularisierten Septum durch farbcodierte Methode leichter nachweisbar.
9. Dopplerechokardiographische Berechnung des Shuntvolumens problematisch und bisher klinisch nicht brauchbar.

Fehlbildungen im Vorhof oder basalen Kammerseptum sind am besten im apikalen und subkostalen 4-Kammerschnitt beurteilbar. Auch hochsitzende Ventrikelseptumdefekte vom AV-Kanaltyp sind in dieser Ebene sehr gut darstellbar.

Große Vorhofseptumdefekte zeigen sich auch linksparasternal in der Querachsenebene in Höhe der Herzbasis sowie in der apikalen Kammerebene.

Im Bereich des Foramen ovale wird daher auch bei Fehlen eines Vorhofseptumdefektes eine Echolücke beobachtet („drop outs"). Die genauere Festlegung der Septumdefekte ist jedoch durch die transösophageale Echokardiographie empfehlenswert.

Eine zuverlässige Aussage über das Kurzschlußvolumen kann jedoch nicht gegeben werden.

Häufig sieht man neben der direkten Darstellung des Vorhofseptums auch die im Vergleich zum linken Ventrikel vergrößerte rechte Kammer.

Das Kammerseptum wölbt sich diastolisch nicht wie bei Herzgesunden konvex in den rechten Ventrikel vor, sondern ist abgeflacht, so daß der linke Ventrikel im Querschnitt nicht mehr rund erscheint.

Beim Ostium-secundum-Defekt ist die systolisch geschlossene Mitralklappe nach vorn in Richtung auf den linksventrikulären Ausflußtrakt verlagert. Eine Spaltbildung im Bereich des vorderen Mitralsegels ist während des Auseinanderweichens der maximalen diastolischen Öffnung häufig erkennbar. In der Querachse sieht man bei 12 Uhr einen echofreien Raum zwischen medialem und lateralem Anteil des vorderen Segels, als habe das „Fischmaul" der diastolisch geöffneten Mitralklappe eine „Hasenscharte" (Abb. 8.**7**).

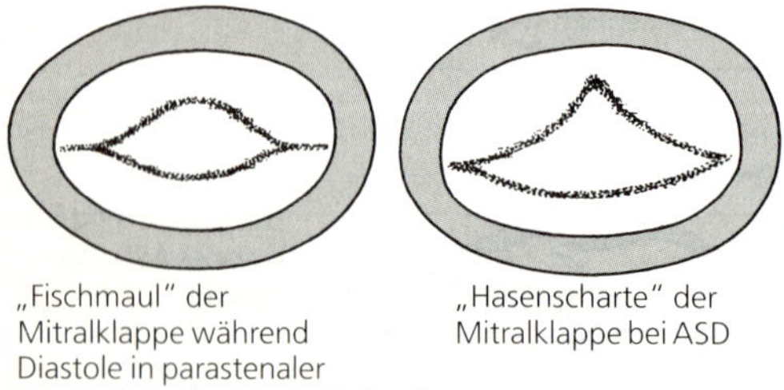

„Fischmaul" der Mitralklappe während Diastole in parastenaler kurzer Achse (normaler Befund)

„Hasenscharte" der Mitralklappe bei ASD

Abb. 8.**7**

Dopplerechokardiographisch kann im subkostalen ein uni- oder bidirektionaler Blutfluß in Höhe des Vorhofseptums gesehen werden. Hierbei zeigt natürlich der gepulste farbcodierte Doppler eine gute Darstellbarkeit des Shunts und seiner Richtung. Eine Bestimmung des Shuntvolumen ist durch Messung des Blutstromes jedoch schwierig.

Ductus arteriosus apertus Botalli (Persistenz)

Häufigkeit ca. 10%

Offenbleiben der fetalen Shuntverbindung zwischen der linken A. pulmonalis und der Aorta kurz hinter dem Abgang der linken A. subclavia. Häufig zusätzliche Mißbildung wie Vorhofseptumdefekt, Ventrikelseptumdefekt, Transposition der großen Gefäße (Abb. 8.**8**).

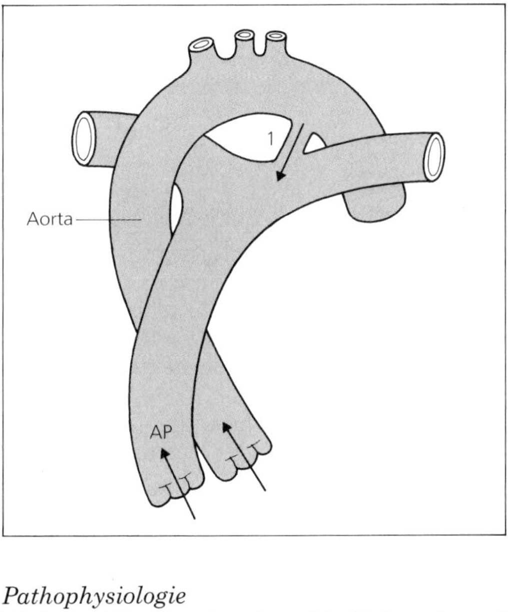

Abb. 8.**8**
Offener Ductus arteriosus Botalli.

Pathophysiologie
Links-rechts-Shunt unterschiedlicher Ausprägung, entsprechend dem Druckgradienten zirkuliert arterielles Blut aus der Aorta in die A. pulmonalis, sowohl systolisch wie auch diastolisch (pulmonale Rezirkulation).

Große Shunt-Volumina führen zur Erhöhung des pulmonalen Arteriendruckes und zur Hypertrophie des rechten Ventrikels.

Bei Auftreten einer pulmonalen Hypertonie kann der Druck der A. pulmonalis den Aortendruck erreichen und zu einer Shunt-Umkehr mit peripherer Zyanose zeigen (Eisenmenger-Reaktion).

Pulmonalstenose

Häufigkeit ca. 7%

Die Obstruktion des Ausflußtraktes kann subvalvulär, valvulär und supravalvulär vorkommen. Bei 25% der Herzfehler kommen Pulmonalstenosen vor:

Valvuläre Pulmonalklappenstenose mit Einengung der Klappen bei poststenotischer Erweiterung der A. pulmonalis und normal weitem Pulmonalisring.

Subvalvuläre Infundibulumstenose, oft Bestandteil der Fallot-Tetralogie und nur selten ein Einzelvitium. Zwischen den Klappen und der Stenose kann sich ein dritter Ventrikel ausbilden.

Supravalvuläre Pulmonalarterienstenose ist im Trunkus lokalisiert.

Aortenisthmusstenose

Häufigkeit ca. 7%

1. Erwachsenenform (postduktale Form):
   Isolierte membranartige Aortenisthmusstenose unmittelbar im Bereich vor einem kleinen häufiger bereits obliterierten Ductus arteriosus. Die Aorta führt nur arterielles Blut. Lebenserwartung ca. 35 Jahre. Die ersten 20 Jahre bleiben meistens symptomlos (Abb. 8.**9**).
2. Infantiler Typ (diffuse oder präduktale Form):
   Gefäßeinengung vor einem weit offenen Ductus arteriosus, somit venöses Blut der Arteria pulmonalis in die Aorta (Mischblut). Prognose wesentlich schlechter, mittlere Überlebenszeit unter 1 Jahr (Abb. 8.**10**).

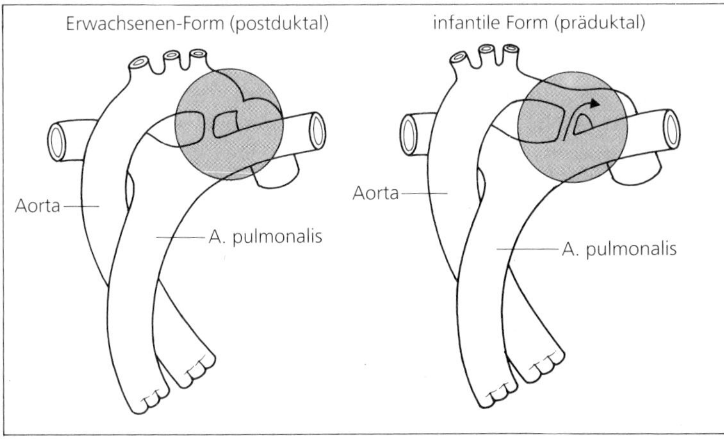

Abb. 8.**9** Schematische Darstellung der Aortenisthmusstenose.

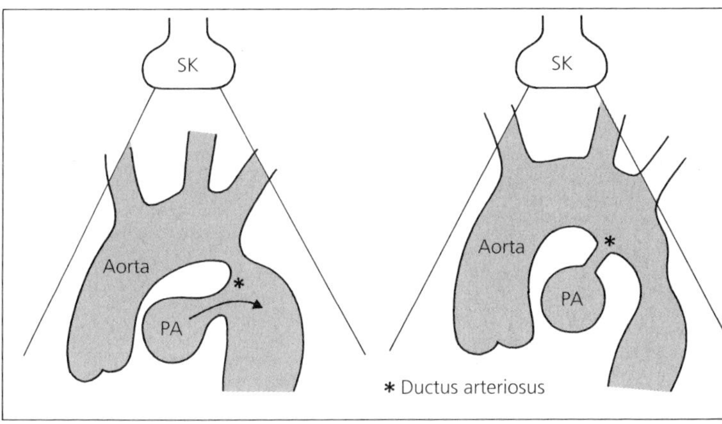

Abb. 8.**10** Suprasternales 2D-Bild der Aortenisthmusstenose.

Angeborene Aortenstenosen

1. Subvalvuläre Stenose:
   8–10% der kongenitalen Aortenstenosen: Einflußtrakt kann ringförmig oder halbkreisförmig eingeengt sein. Einengung kann durch dünne Membran, Fibrose oder fibromuskuläre Leiste hervorgerufen werden. Subaortale Stenosen sind häufig mit weiteren stenosierenden Anomalien der Aortenklappen kombiniert.
2. Supravalvuläre Stenose:
   4% der kongenitalen Aortenstenosen sind oberhalb des Abganges der Koronararterien lokalisiert.

   Es gibt 2 Manifestationsformen:
   a) Membranöser Typ,
   b) hypoplastischer Typ, sog. „Sanduhrtyp" mit ringförmiger Verdichtung und fibrotischer Umwandlung der Media oder Aorta ascendens.

9. Kardiomyopathien

Definition

Kardiomyopathien sind Erkrankungen des Herzmuskels, die nicht auf eine koronare Herzerkrankung, ein Vitium cordis oder auf eine chronische arterielle Hypertonie zurückzuführen sind. Vielmehr sind Kardiomyopathien Herzmuskelveränderungen bisher ungeklärter Ursache.

Einteilung der Kardiomyopathien

1. Primäre Kardiomyopathie, ca. 80–85% der Fälle.
2. Sekundäre Kardiomyopathie, als Folge von
   a) entzündlicher Reaktion nach autoimmunologischem Ablauf wie rheumatoide Erkrankung, Postinfarkt-Syndrom, Lupus erythematodes,
   b) Zytostatika, Antibiotika, Alkohol oder Betasympathikomimetika,
   c) nutritiv metabolischer Veränderung z.B. Speicherkrankheiten, Eiweißstörungen, endokrinologische Erkrankungen, Urämie, Anämie, oder Stoffwechselstörungen unklarer Genese,
   d) einer Myokardinfiltration wie bei Leukosen, Malignomen oder Sarkoidosen,
   e) Infektionen wie Viren, Bakterien oder Parasiten.

Im allgemeinen kardiologischen Patientengut kommen Kardiomyopathien in etwa 5–10% aller Fälle vor. Infolge der hämodynamischen Änderung wird der linke Ventrikel stärker belastet, so daß myokardiale Veränderungen zu typischen Funktionsstörungen des linken Ventrikels führen.

Kardiomyopathien (Einteilung nach WHO 1985)

1. Kongestive dilatative Kardiomyopathie (DCM, COCM).
2. Hypertrophe Kardiomyopathie (HOCM).
   a) Hypertrophe nicht obstruktive Kardiomyopathie (HNCM).
   b) Hypertrophe obstruktive Kardiomyopathie mit medioventrikulärer oder apikaler Obstruktion = atypische HOCM.
   c) Hypertrophe obstruktive Kardiomyopathie mit subaortaler Obstruktion (idiopathisch hypertrophe Subaortenstenose) = typische HOCM.
3. Restriktive Kardiomyopathie (RCM).
   Gesteigerte Steifheit der Ventrikelwand durch reduzierte ventrikuläre Füllung.
4. Latente Kardiomyopathie (LCM).

(Abb. 9.**1a–d**)

Kongestive dilatative Kardiomyopathie (DCM/COCM)

Toxisch, metabolisch oder durch infektiöse Noxe ausgelöst. Anfangs ist die Leistung des Herzens trotz verminderter systolischer Pumpfunktion und erniedrigter Ejektionsfraktion nicht herabgesetzt, häufig röntgenologisch fehlende Zeichen einer Stauungsinsuffizienz trotz sichtbarer Herzvergrößerung.

Später:
1. Vergrößerung des linken Ventrikels diastolisch und endsystolisch mit verminderter Pumpleistung und erniedrigter Ejektionsfraktion,
2. Kontraktionsstörung des ausgeweiteten und ausgerundeten Ventrikels,
3. regionale Kontraktionsstörungen, häufig begleitende Mitralinsuffizienz infolge Ventrikeldilatation mit vermehrtem Füllungsdruck,
4. infolge Mitralinsuffizienz Größenzunahme des linken Vorhofes,
5. häufig begleitende Verdünnung der linksventrikulären Wände,
6. Zeichen der Herzinsuffizienz, bis zum Lungenödem.

Echokardiographische Zeichen der dilatativen Kardiomyopathie im M-Mode (Abb. 9.**2**):

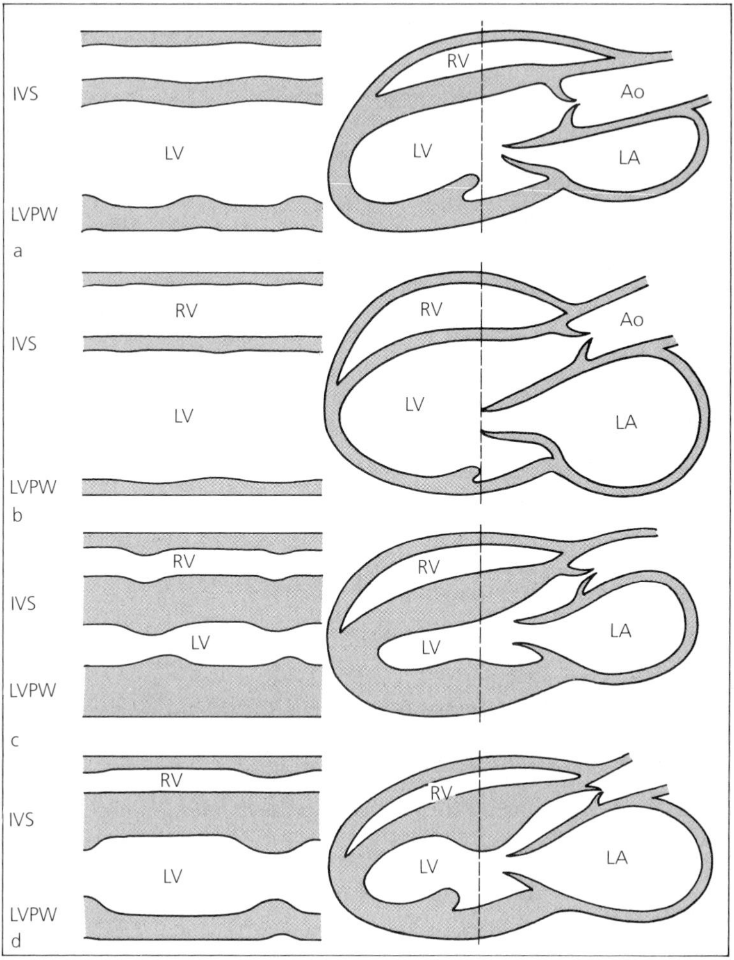

Abb. 9.**1**

a) Normaler linker Ventrikel in 2D- und M-Mode-Echokardiographie.

b) Dilatative CMP im 2D- und M-Mode-Bild.

c) Hypertrophe nicht obstruktive CMP (HNCM) im 2D- und M-Mode-Bild.

d) Hypertrophe obstruktive CMP im 2D- und M-Mode-Bild (HCOM).

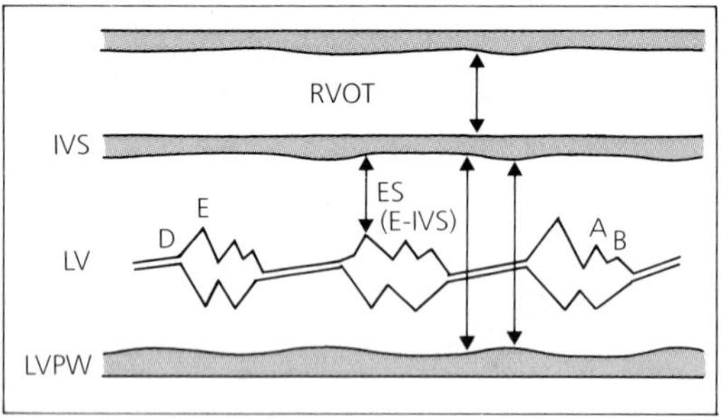

Abb. 9.**2**
Dilatative Kardiomyopathie im M-Mode.

- Herabsetzung der Kontraktionsamplitude des interventrikulären Septums und der linksventrikulären Hinterwand.
- Typische endsystolische Erweiterung und deutlich unter 20% liegende Ejektionsfraktion.
- Durch Dilatation des linken Ventrikels liegt der D-Punkt der Mitralklappe und die hintere Abgrenzung der Aortenwurzel nicht mehr in gleicher Höhe.
- Abflachung der CD-Strecke infolge verminderten Schlagvolumens.
- Verlagerung des Klappenapparates nach dorsal, somit Zunahme des ES-Abstandes. ES-Abstand größer als 6 mm: sicheres Zeichen einer linksventrikulären Funktionseinschränkung.
- Spätdiastolische A-Welle häufig abgeflacht oder fehlend.
- Erweiterung des linken Vorhofes.
- Abnahme der Aortenwurzelexkursion während des Herzzyklus.
- Verkürzte Austreibungsphase (Verlängerung des PEP, Verlängerung des schachtelartigen Aortenklappenmusters).

Echokardiographische Zeichen der dilatativen Kardiomyopathie im 2D-Verfahren (DCM) (Abb. 9.**3**):

- Dilatation des linken Vorhofes und des linken Ventrikels.
- Veränderter Kontraktionsablauf des linken Ventrikels.
- Systolisch-diastolische Rotationsbewegungen des Herzens um die Längsachse bei Einschränkung der Mitralklappenöffnung.

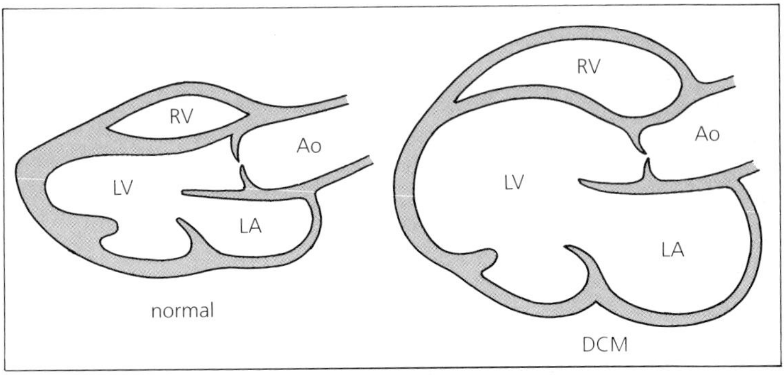

Abb. 9.**3** Dilatative Kardiomyopathie im 2D-Bild.

Hypertrophe Kardiomyopathie (HCOM)

a) *Hypertrophe nicht obstruktive Kardiomyopathie (HNCM).*

b) *Hypertrophe obstruktive Kardiomyopathie mit medioventrikulärer oder apikaler Obstruktion (atypische HOCM).*

Linker Ventrikel normal, Ejektionsfraktion leicht erhöht, häufig Einengung der Ventrikelmitte oder der Spitzenregion infolge exzessiv verdickter Ventrikelwände die alle Abschnitte betreffen, oder bevorzugt auf das interventrikuläre Septum mit geringer Einengung der Ausflußbahn zeigen (Abb. 9.**4a, b**).

c) *Hypertrophe obstruktive Kardiomyopathie mit subaortaler Obstruktion (typische HOCM)*

Linker Ventrikel diastolisch nicht vergrößert, teilweise lang gestreckt und häufig nach ventral abgeknickt, Herzspitze auffallend abgerundet, systolische Vorwölbung des Septum interventriculare in den Ausflußtrakt infolge asymmetrischer Hypertrophie. Mitunter Obstruktion der Ventrikelmitte oder der Herzspitze, Auswurffraktion normal, infolge Vorwärtsbewegung des vorderen Mitralsegels (= SAM) häufig Mitralinsuffizienz.

Echokardiographische Zeichen einer hypertrophen obstruktiven Kardiomyopathie im M-Mode (Abb. 9.**5**):

- Dicke des interventrikulären Septums IVS größer als 15 mm.
- Systolisch anteriore Bewegung von Teilen des Mitralklappenapparates (SAM).
- Mesosystolische Schließungsbewegung der Aortenklappe (↓).

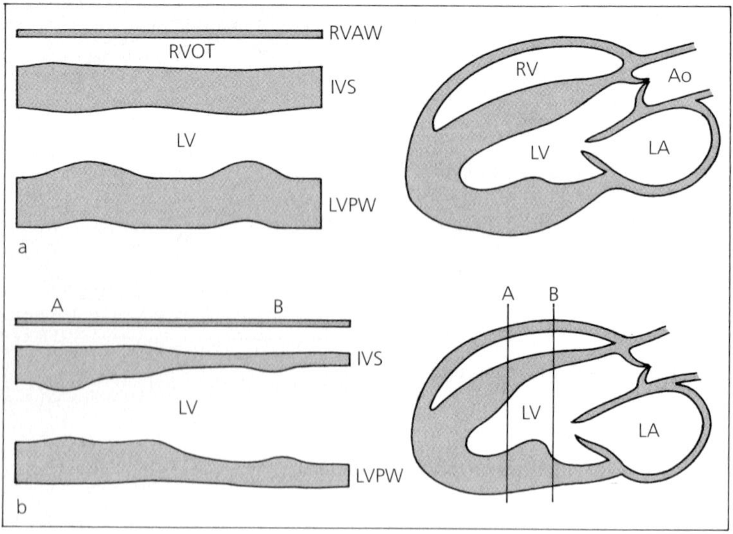

Abb. 9.**4**
a) Hypertrophisch nicht obstruktive Kardiomyopathie in 2D- und M-Mode.
b) Atypische obstruktive CMP, medioventrikulär bzw. apikal in 2D- und M-Mode.

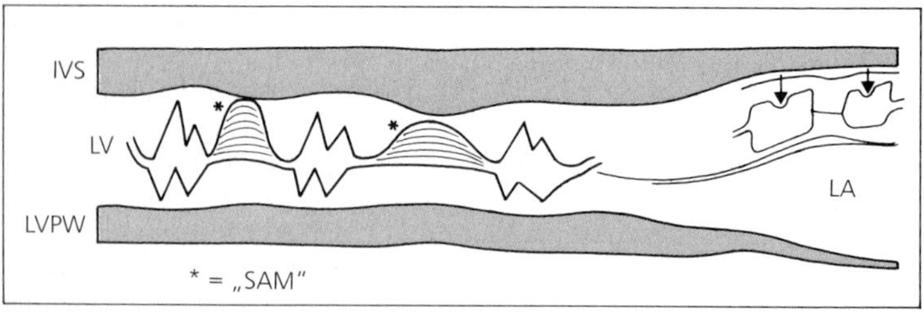

Abb. 9.**5** M-Mode Echokardiogramm bei HOCM: achte auf „SAM" und mesosystolische Schließbewegung der Aortenklappe.

- Dickenverhältnisse zwischen interventrikulärem Septum und Hinterwand des linken Ventrikels größer als 1, 3.
- Herabsetzung der prozentualen systolischen Dickenzunahme des Septums.

- Verminderung der interventrikulären Kontraktionsamplitude.
- Verkleinerung des enddiastolischen und endsystolischen Durchmessers des linken Ventrikels.

„SAM" (systolic anterior movement)

Der SAM ist das klassische M-Mode-Zeichen zum Nachweis einer systolischen Obstruktion des linksventrikulären Ausflußtraktes. Der Bewegungsablauf des vorderen Mitralsegels kann unterschiedlich interpretiert werden:

1. Systolischer Saug-Effekt auf das vordere Mitralsegel in den linksventrikulären Ausflußtrakt (Venturi-Effekt).
2. Bedingt durch Lageveränderung der Papillarmuskel während der Systole in Richtung des Septums und nachfolgender Verlagerung der Chordae tendinae und des Segels in den linksventrikulären Ausflußtrakt (Abb. 9.**6**).

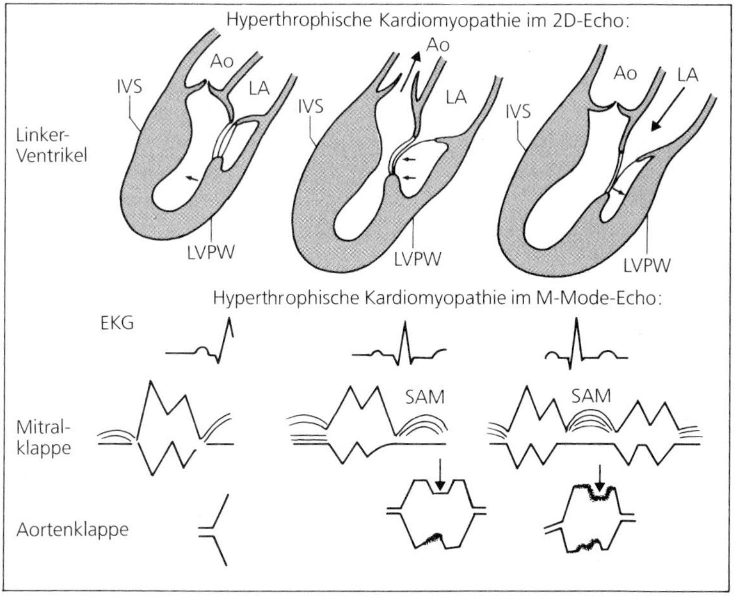

Abb. 9.**6** SAM

Restriktive Kardiomyopathie (RCM)

Seltene Form charakterisiert durch gesteigerte Steifigkeit der Ventrikelwand und somit Erschwerung der diastolischen linksventrikulären Füllung. Häufig in Begleitung einer systemischen Erkrankung einer schweren Muskelhypertrophie oder durch infiltrative Vorgänge ausgelöst.

Häufig bei: Sarkoidose, Lymphogranulomatose, ideopathischer Bestrahlung, Friedreichscher Ataxie, Amyloidose, Eisen, Glycogen.

Die echokardiographischen Bewegungsabläufe, sowohl im M-Mode als auch im 2D-Verfahren, variieren stark, weil sich die Restriktion im Laufe der Erkrankung auch zur Dilatation entwickeln kann. In der Regel Ventrikeldurchmesser normal, Wanddicke verstärkt. Kontraktionsamplitude herabgesetzt. Übergänge zur hypertrophen und dilatatorischen Form fließend (Abb. 9.**7**, 9.**8**).

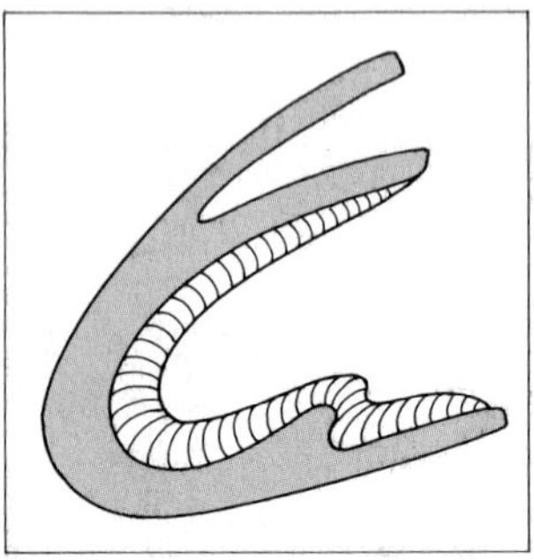

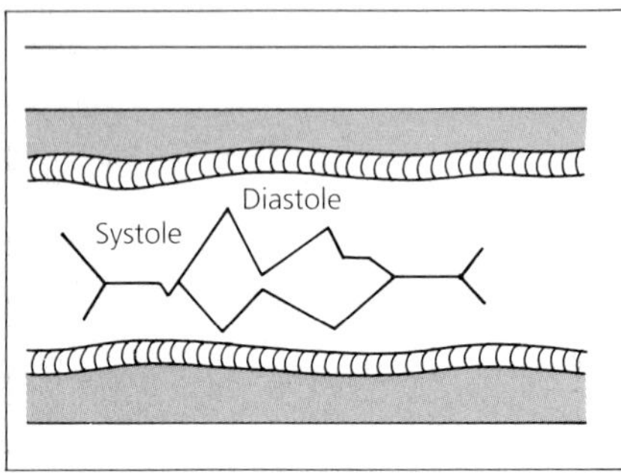

Abb. 9.**7** 2D-Bild einer restriktiven infiltrativen Kardiomyopathie (links).

Abb. 9.**8** M-Mode-Echokardiogramm der restriktiven infiltrativen Kardiomyopathie mit deutlicher Steifigkeit der Ventrikelwand (rechts).

Latente Kardiomyopathie (LCM)

Ventrikel systolisch, diastolisch unauffällig, nur bei Belastung eingeschränkte Ventrikelfunktion mit erhöhtem linksventrikulären Füllungsdruck (Abb. 9.**9–11**).

a

b

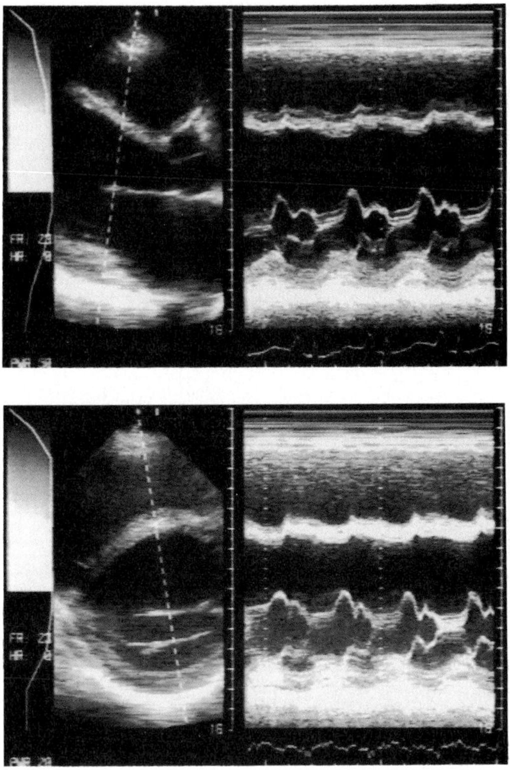

Abb. 9.**9**

a) Parasternal lange Achse im 2D- und M-Mode: DCM→ Dilatation des linken Ventrikels und des linken Vorhofes, „Ausdünnung" der Septumdicke und der linksventrikulären Hinterwand: „schwebende Mitralklappen".

b) Parasternal kurze Achse im 2D- und M-Mode: DCM→ Dilatation des linken Ventrikels, „schwebende Mitralklappen". Herabgesetzte Kontraktionsamplituden des Septums und der linksventrikulären Hinterwand.

a

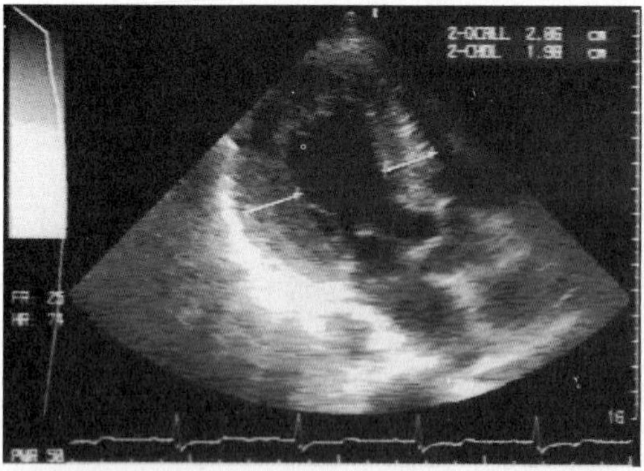

b

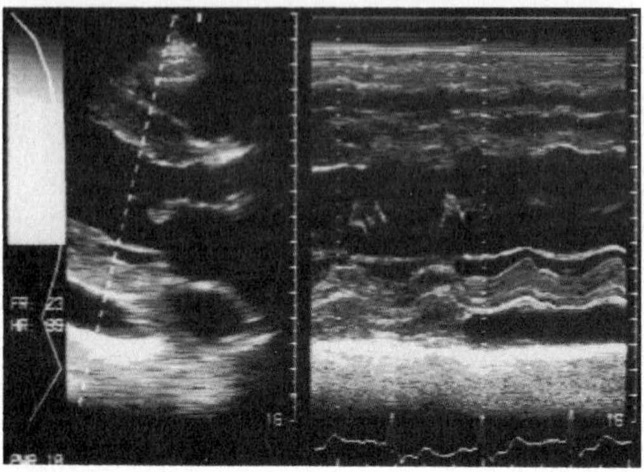

Abb. 9.**10**

a) Apikaler 2-Kammerblick: Hypertrophisch nicht obstruktive Kardiomyopathie (HNCM) im 2D-Bild. Achte auf die gleichmäßige Verdickung von Septum und Hinterwand.

b) Parasternal lange Achse im 2D- und M-Mode: HNCM → gleichmäßige Verdickung von Septum und linksventrikulärer Hinterwand, Einengung des linksventrikulären Kavums, begleitender vorderer und hinterer Pleuraerguß.

a

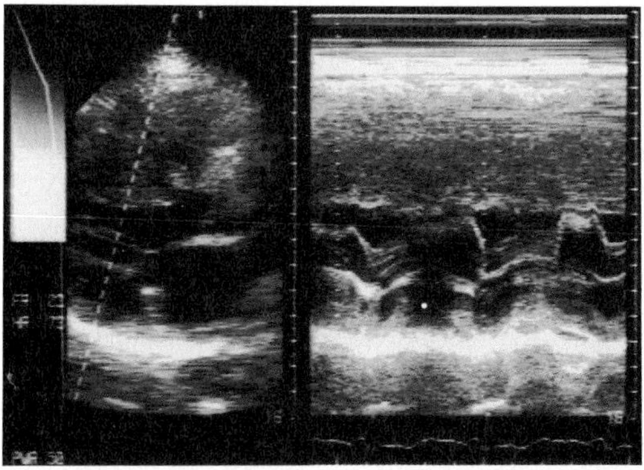

b

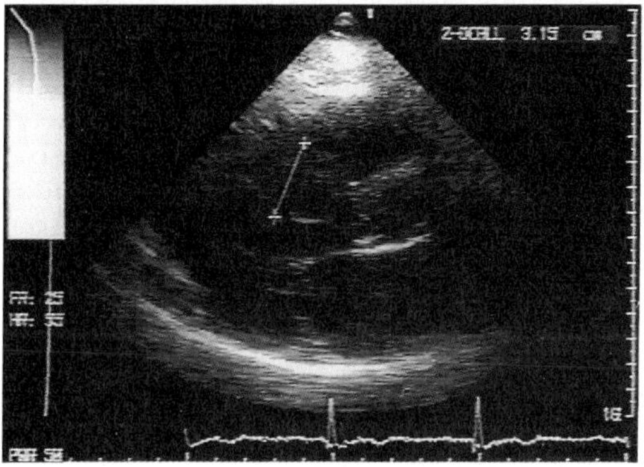

Abb. 9.**11**

a) Hypertrophe obstruktive Kardiomyopathie (HOCM). Parasternal lange Achse: erhebliche Verdickung des interventrikulären Septums und der linksventrikulären Hinterwand. Einengung des Kavums des linken Ventrikels. Im M-Mode typischer sog. „SAM" (= systolic anterior movement).

b) Hypertrophe obstruktive Kardiomyopathie (HOCM) mit typischer Verdickung des interventrikulären Septums und der linksventrikulären Hinterwand. Deutliche Einengung des linksventrikulären Kavums (parasternal lange Achse im 2D-Bild).

10. Perikard – Epikard

Das Perikard und das Epikard umgeben als doppeltes Blatt das gesamte Herz und die Gefäße (Aorta bis zum Aortenbogen, A. pulmonalis bis zur Teilungsstelle, V. cava superior und inferior, Vv. pulmonales vorhofnah).

Das aus elastischen und kollagenen Fasern bestehende Epikard ist mit den großen Gefäßen fest verbunden, wobei die basalen herznahen Strukturen mit dem Zwerchfell, den retrosternalen Bezirken, mit dem Ösophagus und den Pleurahöhlen über bindegewebige Teile eher „locker" zusammenhängen.

Das der muskulären Herzoberfläche aufliegende Epikard ist ein seröses Blatt, welches die zwischen den Blättern gelegene physiologische Flüssigkeit von ungefähr 20 ml zur Herabsetzung der „Reibekräfte" auf ein Minimum herabsetzt. Physiologischerweise schützt die sich erneuernde Flüssigkeit zwischen den Blättern das Herz vor Entzündungen und Erschütterungen (Abb. 10.**1**).

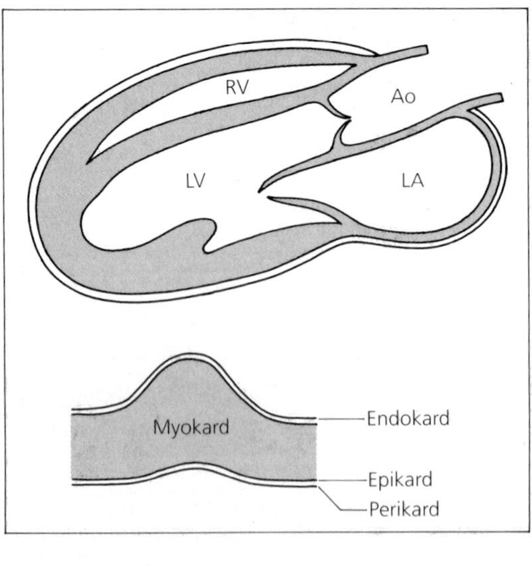

Abb. 10.**1**

Erkrankungen des Peri- und des Epikards

1. *Perikarderguß,*
2. *Perikarditis, Perikardkonstriktion,*
3. *Herztamponade.*

Das Perikard schützt das Herz vor absoluter Überdehnung des Myokards z. B. bei plötzlicher Zunahme des enddiastolischen Blutvolumens. Das Perikard ist daher mitbestimmend für die diastolischen Druckgradienten des rechten und linken Ventrikels.

Bei krankhafter Veränderung und Steifigkeit des Perikards (Pericarditis constrictiva) wird die normale diastolische Füllung des Herzens erschwert. Akut auftretende Perikardergüsse können bereits schon mit geringen Mengen (200–300 ml) letale Herztamponaden auslösen, wohingegen langsame Flüssigkeitsansammlungen bis 1 000 ml und mehr betragen können.

Perikarderguß: Meist durch Myokardinfarkt, akute oder chronische Entzündung entstehend. Bei Verdickung der Perikardblätter mit Ergußbildung entsteht die konstriktive Perikarditis, ohne Ergußbildung die adhäsive konstriktive Perikarditis. Die seltenere Kalkeinlagerung im Sinne der verkalkende Perikarditis beobachtet man bei der tuberkulösen Perikarditis.

EKG: Niedervoltage, St-Hebung, I, II, V 4, V 5, V 6 mit negativem T.

Röntgen-Thorax: Ab ca. 300 ml sichtbare Veränderung der Herzfigur, bauchige „Vergrößerung der kardioperikardialen Silhouette" mit Verschwinden der „Herzbucht", bei evtl. Verkalkung Nachweis des Panzerherzens möglich.

Echokardiographie: Sowohl im M-Mode als auch im 2D-Verfahren ist mit ihrer hohen Sensitivität und Spezifität die Methode der Wahl, um die Diagnose eines Perikardergusses zu stellen.

Perikarderguß im M-Mode-Bild

Im Bereich der linksventrikulären Hinterwand sollte durch die vermehrt auftretenden Flüssigkeitsmengen eine gute Unterscheidung der Schichtfolgen möglich sein (Endokard, Myokard, Epikard, Perikard).

Normalerweise sind in der Erwachsenenkardiologie das Epi- und Perikard nicht voneinander trennbar, da das Perikard stark reflektiert und beide Strukturen sich parallel zum Endo- und Myokard bewegen. Bei zunehmender Flüssigkeitsmenge im intraperi-

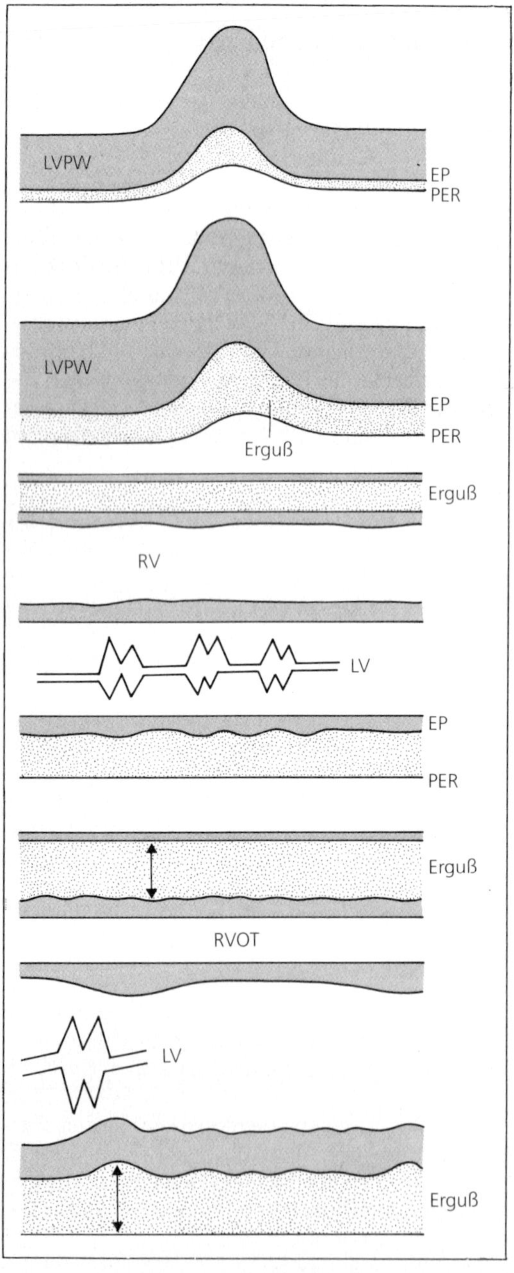

Abb. 10.**2**
Eine für die Klinik ausreichende Qualifizierung der Ergußmenge mittels M-Mode:

1. Systolische Separation zwischen Epikard und Perikard (> 50 ml).
2. Kein systolisches „Berühren" der Blätter, häufig fehlende systolische Perikardbewegung (> 100 ml).
3. Erguß auch an der VW des rechten Ventrikels (> 200–500 ml).
4. Abstand zwischen Epi- und Perikard vom Apex bis zur Basis ca. 7–10 mm Erguß mehr als 500 ml, wenn komplette Abhebung der VW vom Brustwandecho in der Systole, Diastole (Ergußmenge mehr als 1000 ml) („Swinging heart").

kardialen Raum entsteht jedoch durch Separation der Blätter eine gute Darstellung dieser Strukturen (Abb. 10.**2**).

Durch linksparasternale, apikale und subkostrale Schallkopfapplikation ist der echoarme Flüssigkeitssaum fast immer darstellbar und somit auch der M-Mode-Echokardiographie zur Abschätzung der Flüssigkeitsmenge zugängig. Da beide Blätter am „Sinus obliquus" (Umschlagstelle der V. pulmonalis) (s. Anatomie!) und an der Hinterwand des linken Vorhofes durch Übergang enden, ist der Perikarderguß hier nicht darstellbar.

Erst bei extremer Flüssigkeitsmenge entsteht infolge Druckerhöhung ein eigenartiges „Flottieren" der Hinterwand des linken Vorhofes, wobei allerdings meist zuerst die Herzkammern zu schwingen anfangen („Swinging heart") (Abb. 10.**2**).

Merke: Eine Differenzierung der Ätiologie des Ergusses (serös, fibrinös, purulent, hämorrhagisch) ist nicht möglich, jedoch ist eine „Kammerung" der Flüssigkeiten durch die entstandenen bindegewebigen Septen sehr gut sichtbar und bei evtl. Perikardpunktion unter 2dimensionaler Sicht sehr hilfreich.

Perikarderguß im 2D-Bild

Die Beurteilung der intraperikardialen Flüssigkeitsmengen im 2D-Verfahren ist häufig die bessere Methode, da zusätzlich die Lokalisation und die Verteilung des Ergusses mit der Darstellung der langen Achse und der kurzen Achse, der apikalen und der subkostalen Ebene möglich wird.

Da kleinere und größere Flüssigkeitsmengen lagebedingt sich nicht immer gleichmäßig verteilen, ist nur durch die 2D-Echokardiographie die genauere Gesamtbeurteilung möglich.

Bei ausgedehnten und längerzeitigen Ergußbildungen sieht man das „schwingende Herz" („Swinging heart") häufig mit typischer linksdrehender Rotation innerhalb der Flüssigkeit.

Als seltene Ergußbildung findet sich eine isolierte, im Sinus obliquous (Venae pulmonales), linken Vorhof und Sinus transversus (Aortenwurzel) gelegene Flüssigkeitsmenge, die differentialdiagnostisch zum Pleuraerguß abgegrenzt werden muß (Abb. 10.**3**).

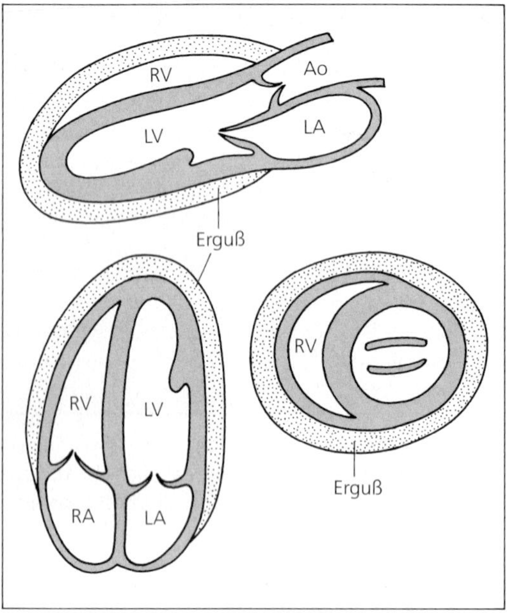

Abb. 10.**3**
Perikarderguß im 2D-Echokardiogramm.

Perikarditis, Perikardadhäsion, Perikardkonstriktion

Unter diesen Begriffen versteht man Entzündungen des Epi- und Perikards.

Ursachen der Perikarditis

1. viral:
   Coxsackie,
   Psittakose-Ornithose-Viren,
   AIDS-Viren
2. bakteriell:
   Straphylokokken (pyogen, metastatisch)
   Pneumokokken und Tuberkulose,
   „häufig verdicktes Perikard"
3. Systemerkrankungen mit immunologischer Komponente:
   akutes rheumatisches Fieber,
   primär chronische Polyarthritis,
   Sklerodermie,
   Lupus erythematodes,
   Dressler- und Postkardiotomie-Syndrom
4. sonstige Ursachen:
   urämische Perikarditis,
   Diabetes mellitus,
   Perikarditis nach Myokardinfarkt,
   idiopathische Perikarditis,
   Myxödem,
   Hyperthyreose,
   chylöse Perikarditis,
   Tumorinvasion,
   Hämoperikard (posttraumatisch, postoperativ nach Herzoperation),
   Antikoagulanzientherapie

M-Mode-Echokardiographie der Perikardkonstriktion

- Verdickung und Verhärtung der Perikardblätter mit intraperikardialer Flüssigkeit, die den Bewegungsabläufen der linksventrikulären Hinterwand parallel folgen.
- „Quadratwurzel-Phänomen" der LVPW in der Diastole als plötzliche, nach dorsal gerichtete, während der Diastole gleichbleibende Bewegung (↓).
- Knickförmiger Anstieg des Hinterwandendokards zu Beginn der Systole.
- Abgeflachter Bewegungsablauf der endo-, epi- und perikardialen linksventrikulären Hinterwandstruktur während der Diastole.
- Steile Öffnung und Beschleunigungsbewegung des vorderen Mitralsegels bei kaum sichtbarer A-Welle (Most 1981).
- Atypische Bewegungsabläufe des interventrikulären Septums.

(Abb. 10.**4**)

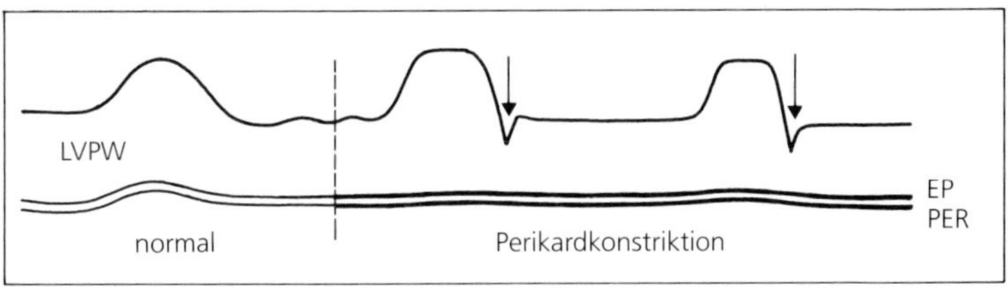

Abb. 10.**4**

Herzbeuteltamponade durch Infarkt oder Trauma

Ursachen
1. Trauma,
2. Myokardinfarkt,
3. iatrogen durch Punktion,
4. Entzündungen s. unten.

Bei schnell auftretender Tamponade können schon geringe Flüssigkeitsmengen von 200 ml zu erheblichen hämodynamischen Zeichen in Form der Tachykardie, der Dyspnoe, der peripheren

Zyanose und des erhöhten zentralen Venendruckes mit sog. Pulsus paradoxus führen. Eine Herztamponade entsteht, wenn ein ausreichender diastolischer Füllungsdruck vorliegt, der erst zu einem erheblichen Anstieg des intraperikardialen Druckes führen kann und der wiederum selbst auf den rechtsventrikulären enddiastolischen Druck entgegen wirkt und somit einen erhöhten Venenrückfluß auslöst.

Der Pulsus paradoxus wird wegen des Blutdruckabfalles in der Einatmungsphase abgeschwächt, da der erhöhte venöse Rückfluß während der Einatmung zu einer Erweiterung des rechten und zu einer Einengung des linken Ventrikels durch Verschiebung des intraventrikulären Septums und durch Zunahme des intraperikardialen Druckes führt. Da durch die Inspiration das pulmonale Volumen vermindert ist, sinkt somit auch der pulmonale Fluß zum linken Ventrikel ab, womit das Schlagvolumen und der Blutdruck abfällt.

In der M-Mode-Echokardiographie wie auch im 2D-Bild findet sich somit:

- Inspiratorisch eine Verminderung der Öffnungsamplitude und des ES-Slopes des vorderen Mitralsegels.
- Inspiratorische Durchmesserzunahme des rechten Ventrikels bei Durchmesserverkürzung des linken Ventrikels.
- Endexspiratorische Verkürzung des rechten Ventrikel-Querdurchmessers (enddiastolische 7 mm ± 2, oder weniger).

(Abb. 10.**5–8**)

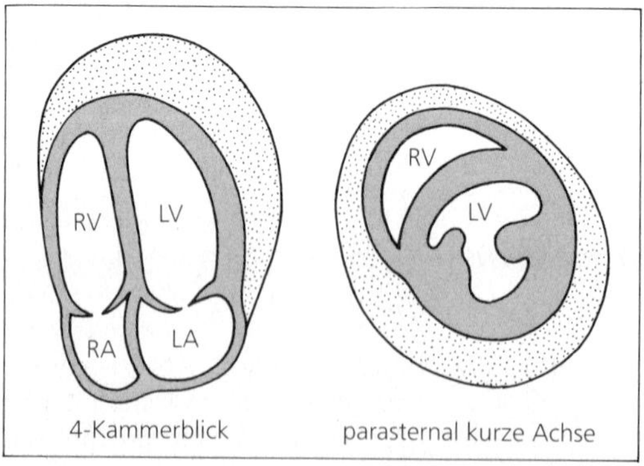

Abb. 10.**5** Herzbeuteltamponade im 2D-Bild.

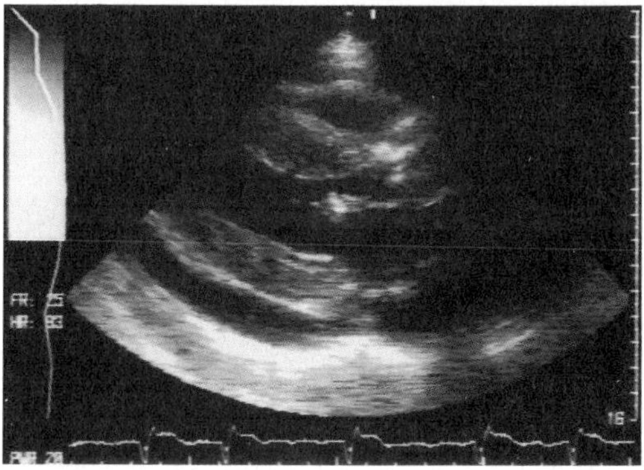

Abb. 10.**6**
Parasternal lange Achse mit ventralem und dorsalem Perikarderguß.

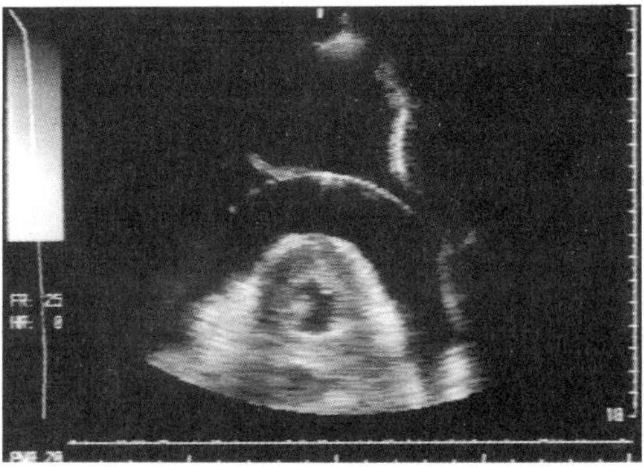

Abb. 10.**7**
Parasternal kurze Achse unterhalb der Papillarmuskelebene = Herzspitze: extremer Perikarderguß mit begleitendem ausgedehntem Pleuraerguß infolge metastasierendem Mamma-Ca.

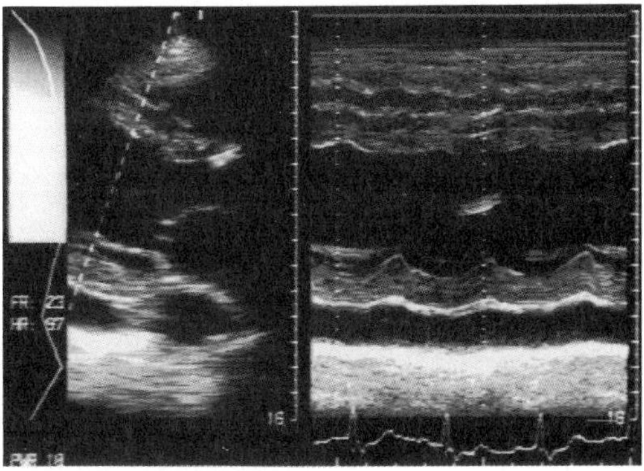

Abb. 10.**8**
Parasternal lange Achse im 2D- und M-Mode: ausgedehnter ventraler und dorsaler Perikarderguß, als Nebenbefund „Doming" der Mitralklappe bei Mitralstenose.

11. Echogene Massen

Intrakardiale Tumoren des Herzens

Sie sind relativ selten, jedoch in der Diagnostik sehr wichtig, da ihre Erkennung durch operative Maßnahmen meist zur vollständigen Heilung führt.

Klinik
Akute Herzrhythmusstörungen, Bradykardie – Tachykardie, häufig kardiale Reizleitungsstörungen, Angina pectoris unklarer Genese, Kreislaufregulationsstörungen, Links- und Rechtsherzinsuffizienz, synkopale Anfälle.

Die meisten Tumoren kommen linksventrikulär vor und sind benigne. Davon sind ca. die Hälfte gutartige Myxome, die in über 90% im linken Vorhof lokalisiert sind (Abb. 11.**1**).

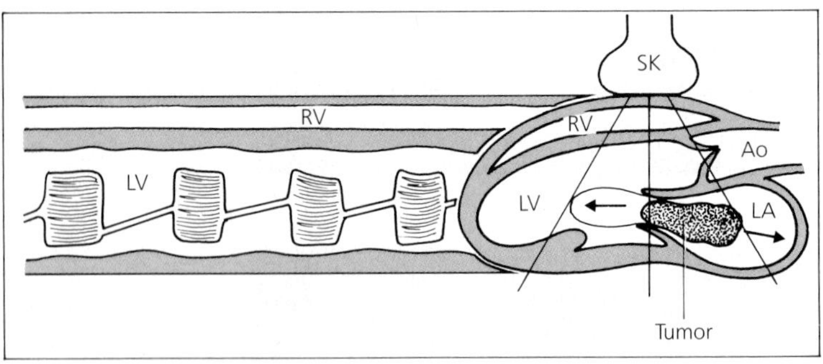

Abb. 11.**1** Systolisch, diastolisch flottierender Vorhoftumor (Myxom) mit typischer Veränderung im M-Mode ähnlich wie Mitralstenose, jedoch abhängig von Form, Größe, Lokalisation. Bei Behinderung des Schließmechanismus der MV-Klappe → Mitralinsuffizienz.

Einteilung
1. Rechts- und linksatriale Myxome, organisierte Vorhofthrombosen.

2. Ventrikuläre Myxome, Fibroelastome, Raphthomyome, Leiomyome, Hamartome, Sarkome, Metastasen (Hypernephrome).

Eine Differenzierung ist zwischen den einzelnen Tumorarten aufgrund der Analyse der Binnenreflexe nicht mit hinreichender Zuverlässigkeit durchführbar. Tumoren des linken Ventrikels sind um so besser erkennbar, je basaler sie liegen, je ausgeprägter sie intrakavitär wachsen, je größer, je beweglicher und je mehr sie sich von der Ventrikelwand abheben.

Tumoren des linken Vorhofes, insbesondere des linken Vorhofohres, der rückwärtigen Vorhofwand oder des Vorhofdaches sind meist Thromben.

Mögliche Fremdechos im linken Vorhof, mit dem Bewegungsablauf des Blutstromes mitgehend, sind meist Myxome.

Zum Nachweis von VH-Tumoren und VH-Thromben sind daher Untersuchungen in verschiedenen Schallkopfpositionen notwendig. Myxome sind aufgrund der geweblichen Beschaffenheit und der unterschiedlichen Flußverhältnisse zu Embolieneignung prädestiniert. Die meisten Myxome gehen vom intraatrialen Septum des linken Vorhofes aus.

Differentialdiagnose der Myxome

- Klappenendokarditis mit Vegetationen.
- Dyskinetische oder aneurysmatische Wandbezirke bei vergrößertem Ventrikel oder dilatativer Kardiomyopathien mit Fremdechos entsprechen meist Thromben.
- Fremdechos der Wand sind oft schalenförmig anliegend, in das Lumen hineinragend und beweglich.
- Fremdechos im Bereich des normalkontrahierenden Wandabschnittes bei normal großem Ventrikel in das Lumen hineinragend mit homogenen Binnenechomuster sind meist tumorverdächtig.
- Tumorinfiltrationen sind echokardiographisch nur schwer erkennbar, jedoch bei malignem Tumor häufig mit kardialen Metastasen nachweisbar.
- Bei ungeklärten Perikardergüssen muß differentialdiagnostisch an Herzbeutelmetastasten gedacht werden. Systolische und diastolische „blumenkohlähnliche Echos" unterschiedlicher Binnenstruktur sind häufig verdächtig auf Metastasen.

(Abb. 11.**2**, 11.**3**)

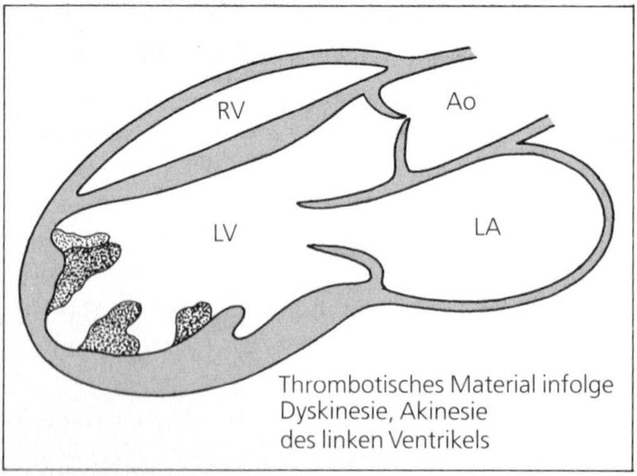

Abb. 11.**2**
DD: Thromben im linken Ventrikel, Metastase.

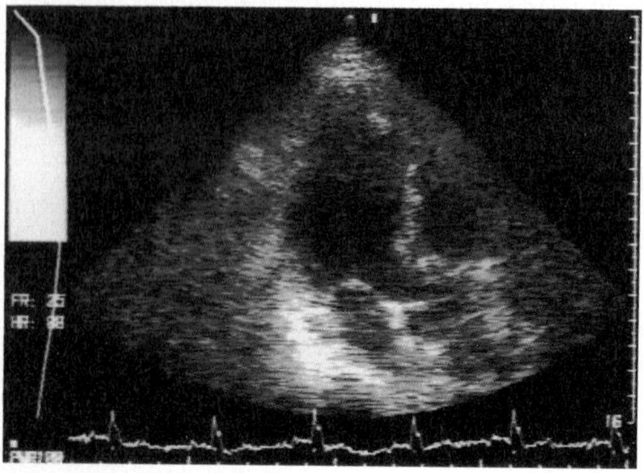

Abb. 11.**3**
Apikaler 2-Kammerblick: Kugelthrombus in der Herzspitze bei Zustand nach Myokardinfarkt.

Kardiogene Embolien

Echokardiographischer Nachweis kardialer Embolien

Die transthorakale 2D-Echokardiographie eröffnet zusammen mit der Echokontrastsonographie und mit der transösophagealen Echokardiographie (TEE) neue Möglichkeiten embolische Materialien frühzeitig zu diagnostizieren. So kommen für die kardiogene Embolie alle Herzhöhlen sowie die großen Gefäße (venös-arteriell) in Betracht.

Kardiogene Embolien verursachen in hohem Maße zentrale und periphere akute und chronische Ischämien. So führt im linksventrikulären Bereich der Herzinfarkt infolge Wandbewegungsstörung sehr häufig zur Entstehung thromboembolischer Materialen besonders in der Herzspitze. Entzündlich bedingte Herzmuskelerkrankungen und implantierte Klappenprothesen können ebenfalls thromboembolische Komplikationen auslösen. Auch der linksventrikuläre Ausflußtrakt ist infolge morphologischer Änderung der Aortenwurzel, der Aortenklappen, der aszendierenden Aorta und des Aortenbogens ebenfalls eine potentielle Emboliequelle. Die Embolien des linken Vorhofes sind meist durch tumoröse Strukturen möglich (VH-Myxom, s. a. intrakardiale Tumoren des Herzens).

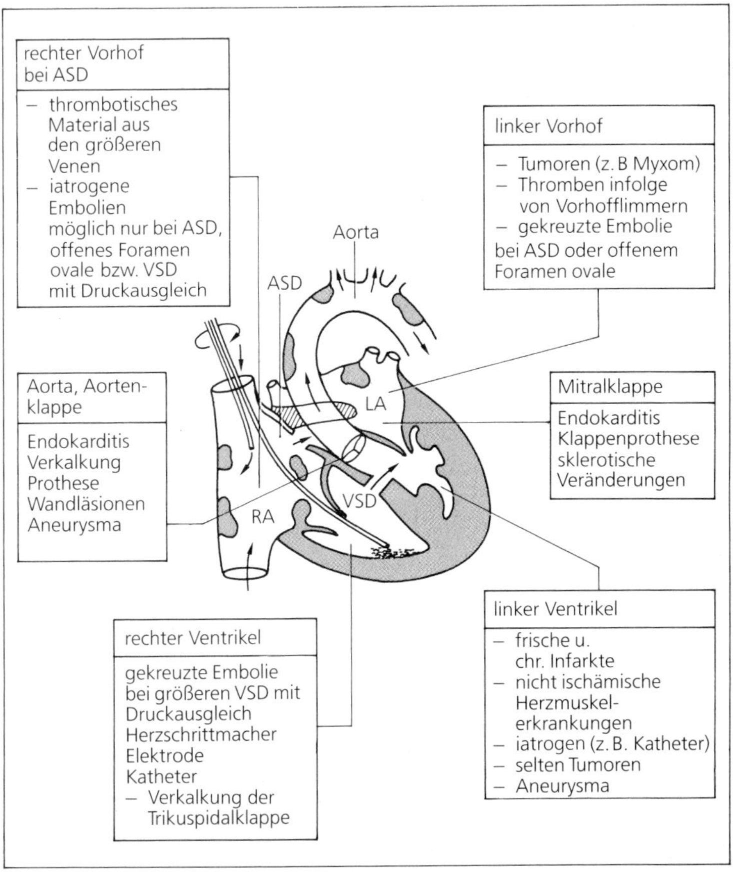

Abb. 11.**4** Übersichtliche Darstellung der kardiogenen Embolien und echokardiographischer Nachweismethoden.

Chronisch rezidivierende und fulminante Lungenembolien entstehen im peripheren venösen Gebiet bzw. zentral im rechten Vorhof und rechten Ventrikel.

Akute Lungenembolien entwickeln sich in den großen venösen Rückflußgebieten (Becken, Oberschenkel oder Arme). Chronisch rezidivierende Embolien können auch in den kleinen venösen Bezirken auftreten (Plexus haemorrhoidalis, Unterschenkel, Unterarm). Auch periphere Metastasen mit Einbruch ins venöse Lumen lösen Embolien aus (Hypernephrom, Karzinoid). Bei offenem Foramen ovale entstehen sogenannte gekreuzte Embolien, die aus dem rechten Vorhof kommen oder peripher venös abgelöst werden und im linken Herzen als Embolus einwandern. Daneben sind infolge Punktionen großer Venen und Arterien (zentraler Venenkatheter, Herzschrittmacher, angiographische Untersuchungen usw.) auch iatrogene Embolien zu nennen (Abb. 11.**4**).

Differentialdiagnose der echogenen Massen

Zu den intrakardialen Tumoren und Thromben gehört die Differentialdiagnose der intrakavitären echogenen Massen sowie Artefakte, die mitunter zu einer Fehldiagnose führen. Hierbei sind die intrakavitären Veränderungen nicht immer krankhafte Befunde, sondern häufig normale anatomische Strukturen bzw. physikalisch akustisch ausgelöste Artefakte.

Zu den anatomischen Besonderheiten oder Strukturen des Herzens gehören (nach P. Bubenheimer):

im rechten Ventrikel:
1. das Moderatorband (querverlaufend),
2. das apikale Trabekelwerk (netzartig laufend),
3. abnormale Papillarmuskel (medial oder lateral),

im rechten Vorhof:
1. Fettgewebe des anterioventrikulären Sulkus,
2. Impression des rechten Vorhofes durch einen Zwerchfellhochstand rechts,
3. Faltenbildung an den Einmündungen der V. cava superior und inferior,
4. pendelndes Vorhofseptum oberhalb der Klappenebene,
5. Wulstbildungen bzw. Nähte nach Herzoperationen,

im linken Vorhof zeigen sich:
1. Spontanechos durch Schleier- oder Sludgephänomen bei Mitralstenose oder schlecht öffnender künstlicher Mitralklappe durch langsame Blutströmung,
2. systolisch diastolisch wandernde Fettmassen am Vorhofseptum,
3. flottierende Klappen und Faltenbildungen an den Einmündungen der Vv. pulmonales,

im linken Ventrikel zeigen sich:
1. abnorme Sehnenfäden oder Muskelbündel,
2. apikale netzförmige Trabekelwerke,
3. Septumhypertrophien als Tumormassen,
4. tumorähnliche Verkalkungen in der submitralen Region.

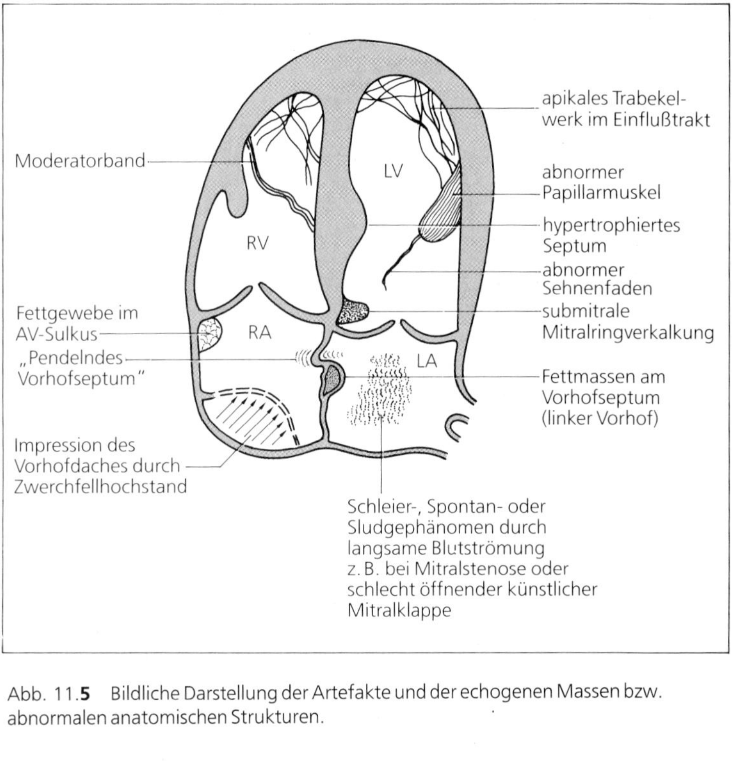

Abb. 11.**5** Bildliche Darstellung der Artefakte und der echogenen Massen bzw. abnormalen anatomischen Strukturen.

Artefakte beruhen auf Gesetzen der Reflexion, der Beugung und Schallausdehnung oder auf Unvollständigkeit der Bildabtastung. Sie entstehen, weil die Echos von der Elektronik nicht auf ihre Richtigkeit überprüft werden können. Bei den akustischen Artefakten werden Reverbationen im Nahzonen- und Fernzonenbereich beobachtet:

Schallkopfnah → ringförmige Strukturen.
Schallkopffern → bewegte Strukturen an reflexreichen Organen, z. B. Perikard, Pleura, Kalk.

Andere akustische Artefakte wie „Sidelobe-Phänomene" zeigen sich als sog. „Geisterechos". Besonders an Organen mit höherer Eindringtiefe. Häufig entstehen auch an schwingenden Membranen sog. „Kometenschweife" bzw. Nebenkeulenechos, die meist durch lufthaltige Strukturen verursacht werden (Abb. 11.**5**).

Merke: Echogene intrakavitäre Massen in der Herzspitze (Tumor, Thrombus) können differentialdiagnostisch z. B. zu abnormen Trabekelsystemen oder hypertrophierten Papillarmuskeln durch die Echokontrastsonographie gesichert werden → „Aussparung" der Masse bzw. des Tumors durch Kontrastmittel.

Artefakte umgeht man, indem in verschiedenen Schnittebenen untersucht wird, da diese meist schon in der zweiten Ebene nicht nachweisbar sind.

---

12. Myokarditis – Endokarditis

Myokarditis

Entzündung des Myokards mit eigener klinischer Symptomatik (Herzmuskelinsuffizienz, Herzrhythmusstörungen).

Infektiöse Myokarditis

a) *Bakterielle Myokarditis*
   verschiedene Kokken (Staphylo-, Strepto- und Pneumokokken, seltener Tuberkulose, Lues).
b) *Virusmyokarditis*
   Am häufigsten Coxsackie-, Echo- und Grippeviren.
c) *Pilzmyokarditis*
   Candida-Myokarditis nach Antibiotika, Immunsupressiva oder Kortikoiden.
d) *Parasitär bedingte Myokarditis*
   CHAGAS-Myokarditis durch Trypanosoma cruzei, Toxoplasmose-Myokarditis.

Toxische und toxisch-infektiöse Myokarditis

Durch Medikamente, Alkohol, allergische Reaktionen.

Immunologisch bedingte Myokarditis

a) Rheumatisches Fieber und Infektionen mit betahämolysierenden Streptokokken,
b) Polyarthritis nodosa,
c) Wegenersche Granulomatose,
d) Kawasaki-Krankheit,
e) Lupus erythematodes,
f) Rheumatische Arthritis,
g) allergische Myokarditis.

Myokarditis bei extrakardialer Grunderkrankung

Rheumatoide Arthritis,
Lupus erythematodes,
Sklerodermie,
Dermatomyositis,
Periarteriitis nodosa,
Sarkoidose,
Hyper- und Hypothyreose,
Karzinoid-Syndrom,
Phächromozytom,
Cushing-Syndrom,
Hyperaldosteronismus (Conn-Syndrom),
Nebennierenrindeninsuffizienz (M. Addison),
Extrakardiale Herzbeteiligung, auch bei Speicherkrankheiten, neuromuskulären Erkrankungen und Erkrankungen des Blutes.

Endokarditis

Nach der klinischen Manifestation kann eine akute Endokarditis innerhalb von einigen Tagen zu einer schweren Herzinsuffizienz führen. Klinisch äußert sich diese mit subfebrilen Temperaturen, Diarrhöen, Oberbauchbeschwerden, Gewichtsabnahme sowie auch Gelenkschmerzen. Daneben kommt es zu schnellem, teilweise unregelmäßigem Pulsschlag und laborchemisch zu einer Anämie, zu einer erhöhten BSG und einer Leukozytose. Häufig verläuft das Krankheitsbild subakut über einige Wochen, mitunter auch Monate, bis eine richtige Diagnose gestellt wird. Daher ist die 1- und 2D-Echokardiographie heute die Methode der Wahl, um frühzeitig und auch rechtzeitig die richtige Therapie einzuleiten.

Entzündliche Erkrankungen des Endokards werden hervorgerufen durch Einwirkung von Erregern, hyperallergischen Reaktionen oder Systemerkrankungen:

Infektiöse Endokarditis
1. bakteriell akut, subakut (purulenta, lenta),
2. rheumatische Endokarditis,
3. Pilzendokarditis.

Abakterielle Endokarditis
1. rheumatoide Arthritis (RA), Psoriasisarthritis usw.,
2. Endokarditis bei Systemerkrankung z. B. Kollagenosen,
3. abakterielle thrombotische Endokarditis.

Infektiöse Endokarditis

Erreger überwiegend Bakterien: Streptococcus viridans (meist subakute Verlaufsform), Enterokokken, andere Streptokokken, Staphylococcus aureus (oft akute Verlaufsform) und Staphylococcus epidermidis (Prothesenendokarditis), gramnegative Keime.

Infektiöse Karditis auch heute mit einer Letalität zwischen 20–30%, früher fast 100%. Prognosen bei Prothesenendokarditis schlecht (schneller Klappenaustausch wichtig), Verlauf abhängig von Therapie und Alter.

Rheumatische Endokarditis

Viszerale Manifestation des akuten rheumatischen Fiebers mit Herzbeteiligung bei Kindern bis 70%. Komplexes immunologisches Geschehen mit Bildung von Antikörpern gegen Streptokokken. Dadurch verdickte Herzklappen, gelegentlich mit thrombolytischen Auflagerungen und späterer bindegewebiger Vernarbung mit zunehmender Klappendestruktion und Verkalkung. Die rheumatische Endokarditis führt bei akutem Gelenkrheuma in ca. 90% der Fälle zu einem Mitralklappenfehler.

Die Endokarditis befällt vorwiegend die Herzklappen. Klappenbefall der Mitralis mit 45–60% am häufigsten, Aortenklappe isoliert in 10–15%, kombinierte Defekte an Mitral- und Aortenklappe 25–40%.

Prognose: Letalität unter 2% in der akuten Phase, Gefahr von Vitien mit rheumatischer Karditis groß (Abb. 12.**1a, b**).

Endokarditis der Mitralklappe

Hierbei finden sich typische Veränderungen an den beteiligten Klappen. An der Mitralklappe findet man in der M-Mode-Echokardiographie Verdickungen des vorderen wie hinteren Mitralsegels, welche weich „scherenkammartig, fusselig“, teilweise auch verdichtet mit ihren Bakterienrasen auf den Klappen aufsitzen.

Das vordere oder hintere Mitralsegel wird hierbei während des Herzzyklus nur phasenweise verändert, wobei trotz der bakteriellen Besiedlung die Bewegungsamplituden nicht eingeschränkt sind. Infolge der akut entzündeten Klappen findet sich eine Schlußunfähigkeit im Sinne der Mitralinsuffizienz. Häufig sind die Mitralklappen lediglich an den Spitzen und an den freien Rändern in typischer Weise verändert.

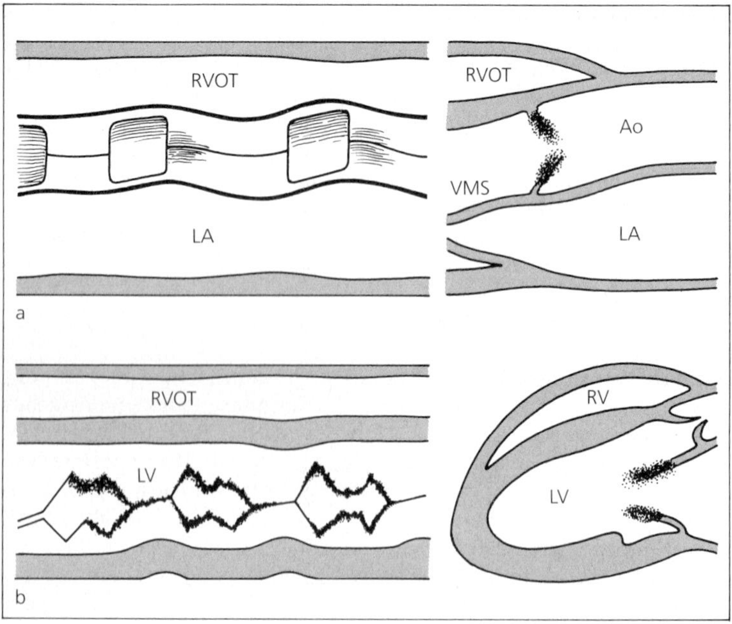

Abb. 12.**1**
a) Endokarditis der Aorta, besonders diastolisch häufig zottige, flottierende Vegetation.
b) Endokarditis der Mitralklappe, Vegetationen im Gegensatz zu Verkalkungen immer an den freien Rändern oder Segelspitzen.

Endokarditis der Aortenklappe

Hier zeigen sich insbesondere in der Diastole bakterielle typische Veränderungen der Klappen, obwohl die systolische Separationsweite noch vollständig vorhanden ist. Durch sorgfältige Anlotung sieht man jedoch besonders in der Diastole die teilweise auch „rauchwolkenartigen" oder „fahnenartigen" Oszillationen.

Die räumliche Zuordnung und die Abschätzung der Größe der infizierten Massen ist mittels der 2D-Echokardiographie eindrucksvoll nachzuvollziehen, wobei die Spezifität und Sensitivität der 2D-Echokardiographie gewisse Einschränkungen hat, da die nachgewiesenen Vegetationen differentialdiagnostisch auch bei rheumatischen oder sklerotischen Klappen, bzw. myxomatös veränderten Klappen sichtbar werden.

Zum anderen ist auch eine gewisse Anlaufzeit der Vegetation auf der Klappe erforderlich, damit diese ab einer bestimmten Größe nachzuvollziehen ist. Daher ist die Diagnose einer frischen oder älteren, einer organisierten oder nicht organisierten Infektion häufig recht schwierig.

Trotzdem ist heute in 1- und 2D-Echokardiographie, insbesondere auch die transösophageale Echokardiographie für die Diagnose der infektiösen Endokarditis trotz vielen Einschränkungen von entscheidender Wichtigkeit, da sie eine frühzeitige Diagnose und somit auch Therapie liefert (Abb. 11.**2–5**).

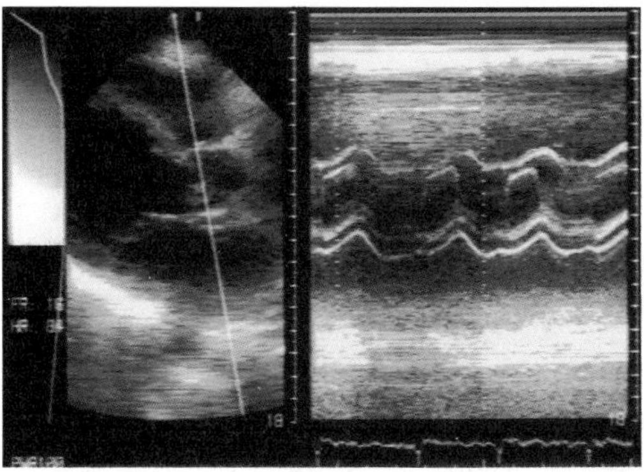

Abb. 12.**2** Parasternal lange Achse: Vegetationen an den Aortentaschenklappen. Vorwiegend an den freien Rändern (akute Aortenklappeninsuffizienz). Ebenfalls Vegetation an den Mitralklappen im 2D-Bild.

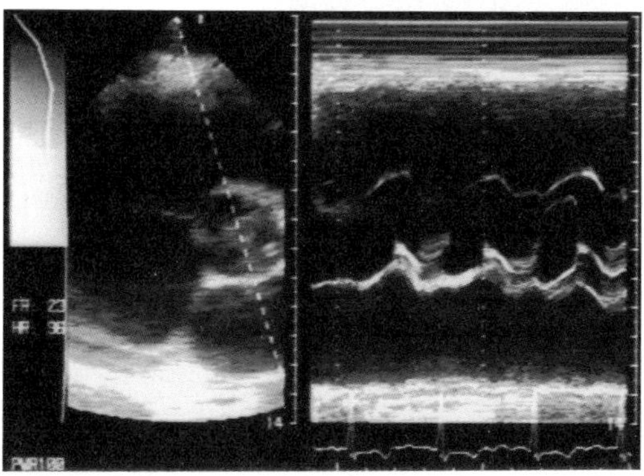

Abb. 12.**3** Parasternal kurze Achse im 2D- und M-Mode-Bild in Höhe der Aortenklappenebene: erhebliche Vegetationen an den freien Rändern der Aortentaschenklappen sowohl im 2D- als auch im M-Mode-Bild.

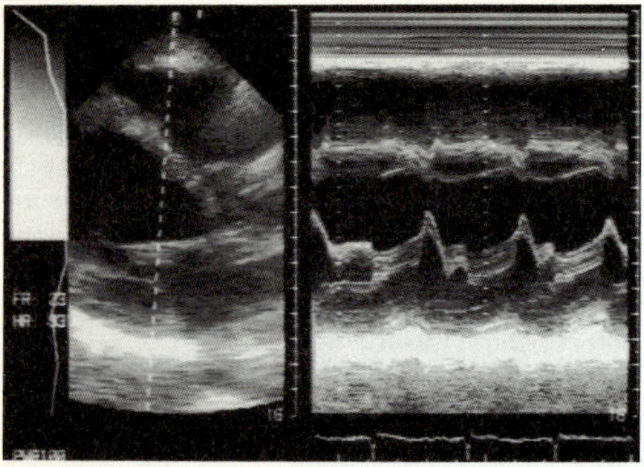

Abb. 12.**4**
Parasternal lange Achse im 2D- und M-Mode-Bild: erhebliche Vegetationen am vorderen freien Mitralklappenrand sowohl im 2D- als auch im M-Mode gut nachweisbar.

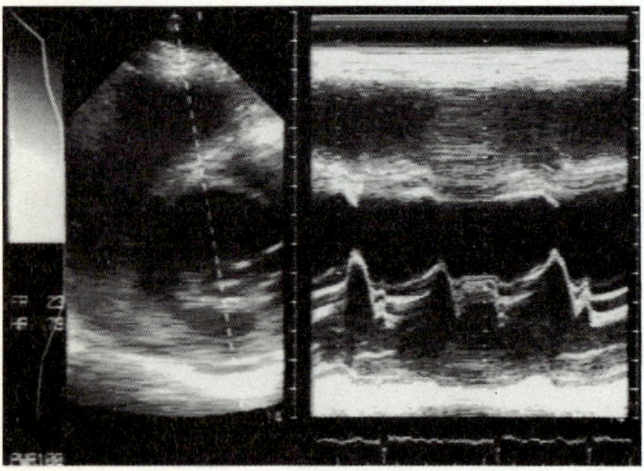

Abb. 12.**5**
Parasternal kurze Achse in Höhe der Mitralklappenebene: „Vegetationen" der vorderen Mitralklappe als Ausdruck einer bakteriellen Besiedlung am freien Rand der Klappe.

13. Koronare Herzerkrankungen (KHK)

Direkter Nachweis einer stenosierenden Koronarerkrankung nur durch selektive Koronarangiographie darstellbar. Indirekte Verfahren wie EKG, Myokardszintigraphie und Computertomographie und auch Radiologie haben nur eine begrenzte Aussagefähigkeit. Auch die Echokardiographie ist sowohl im 1- wie auch im 2D-Verfahren bisher nur mit Skepsis zu bewerten.

Trotzdem ist die im 2D-Bild umfassende Beurteilung von Form, Größe und Wandbeweglichkeit des linken Ventrikels gut und sicher beurteilbar. Eine Quantifizierung ist nicht möglich. Die Beurteilung ist nur durch die Komplexität und die Klinik des Krankheitsbildes in synoptischer Mitbewertung der Echokardiographie möglich.

Zur Beurteilung und zum Nachweis einer Kontraktilitätsstörung des linken Ventrikels muß eine Funktionsanalyse der einzelnen Segmente vorgenommen werden, wobei die anatomisch-topographische Zuordnung und Kenntnis der einzelnen Wandabschnitte in den verschiedenen Achsen Voraussetzung für eine Diagnose ist (Abb. 13.**1–6**).

Beurteilung der koronaren Herzerkrankungen im M-Mode-Echokardiogramm

1. Die M-Mode-Untersuchung der Strukturen und Beweglichkeiten der Ventrikelwände im Sinne der Hypo- oder Akinesie ist nur dann in der Bewertung richtig, wenn diese Bereiche senkrecht vom Echostrahl getroffen werden.
2. Da der Echostrahl im M-Mode normalerweise nur die proximalen Abschnitte des interventrikulären Septums und die basalen Anteile der posterolateralen Wand senkrecht trifft, ist somit nur die Bewertung dieser Regionen möglich.
3. Die Kontraktionseinschränkung des interventrikulären Septums ist immer Ausdruck einer hochgradigen proximalen Stenose des Ramus interventricularis inferior der linken Koronararterie. Sie wird häufig mit hyperkinetischen Kontraktionen der Hinterwand des linken Ventrikels begleitet.

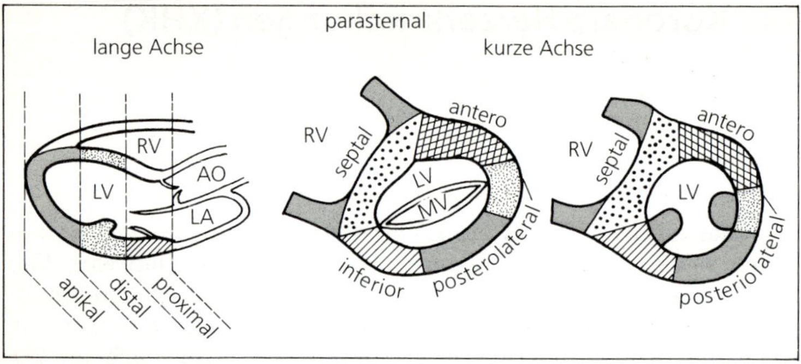

Abb. 13.**1** Segmentanalyse des linken Ventrikels in der parasternal langen und kurzen Achse.

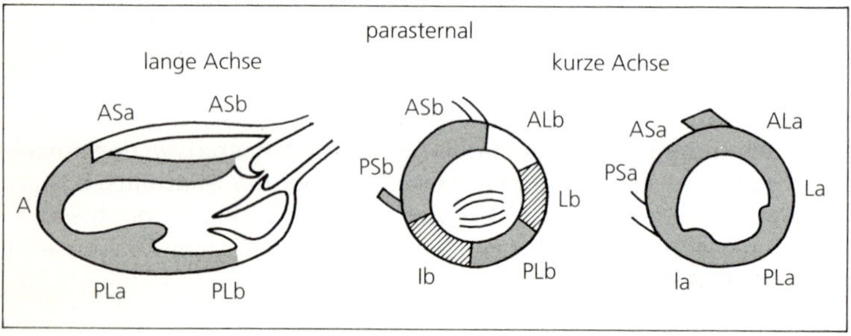

Abb. 13.**2** Weitere genauere Segmentanalyse des linken Ventrikels

ASa	anteriores Septum apikal
ASb	anteriores Septum basal
PLa	posterior lateral apikal
PLb	posterior lateral basal
ASb	anteriores Septum basal
PSb	posteriores Septum basal
ASa	anteriores Septum apikal
PSa	posteriores Septum apikal
Lb	lateral basal
PLb	posterior lateral basal
ALb	anterior lateral basal
Ia	inferior apikal
ALa	anterior lateral apikal
La	lateral apikal
PLa	posterior lateral apikal

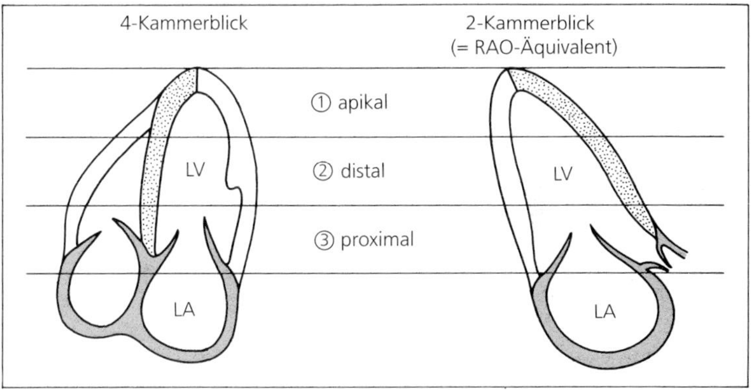

Abb. 13.**3** Einteilung der Ebenen:

proximal	von Basis bis zu Papillarmuskelebene
distal	von Papillarmuskelspitze bis Papillarmuskelansatz
apikal	von Papillarmuskelansatz bis Herzspitze

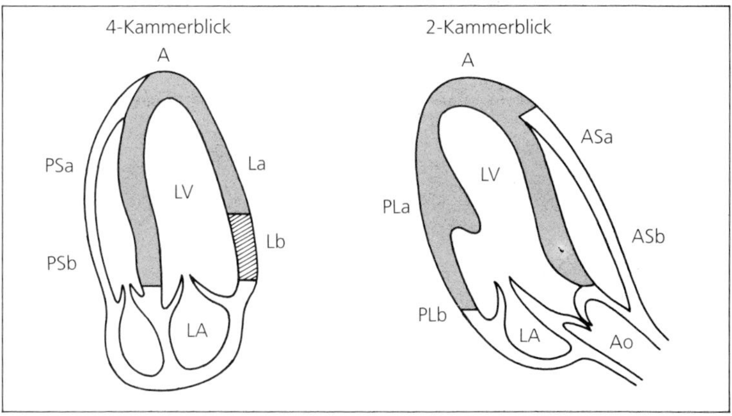

Abb. 13.**4** Weitere genauere Segmentanalyse im apikalen 2-Kammer- und 4-Kammerblick

A	Apex
PSa	posteriores Septum apikal
PSb	posteriores Septum basal
La	laterale Wand apikal
Lb	laterale Wand basal
PLa	posteriore Wand apikal
PLb	posteriore Wand basal
ASa	anteriores Septum apikal
ASb	anteriores Septum basal

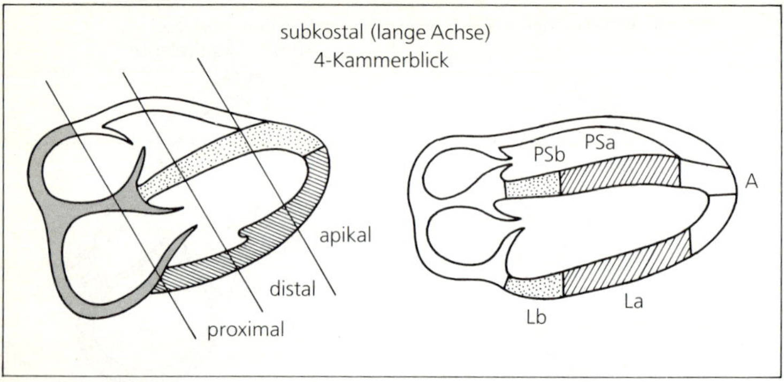

Abb. 13.**5** Segmentanalyse des linken Ventrikels in der subkostalen Schnittebene.

proximal	Basis bis Papillarmuskel
distal	Papillarmuskel bis Papillarmuskelansatz
apikal	Papillarmuskelansatz bis Spitze
PSb	posteriores Septum basisnah
PSa	posteriores Septum apikal
Lb	laterale Wand basisnah
La	laterale Wand apikal

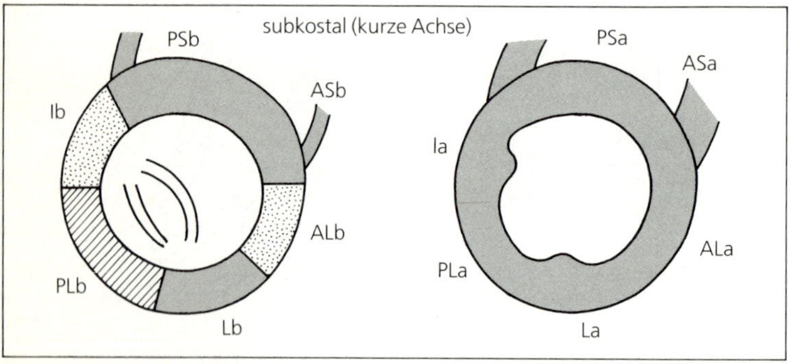

Abb. 13.**6** Differenzierte Segmentanalyse subkostal (quer).

PSa	posteriores Septum apikal	PSb	posteriore septale Wandbasis
ASA	anteriores Septum apikal	ASb	anteriore septale Wandbasis
ALA	anterolaterale Wand apikal	ALb	anterolaterale Wand basal
La	laterale Wand apikal	Lb	laterale Wand basal
PLa	posterolaterale Wand apikal	PLb	posterolaterale Wand basal
Ia	inferiore Wand apikal	Ib	inferiore Wand basal

4. Die apikalen Ableitungen mit Abnahme der Kontraktionsamplitude des interventrikulären Septums sind vorsichtig zu beurteilen, da sie häufig Folge des tangentialen Strahlenganges sind.
5. Nimmt jedoch der linksventrikuläre Durchmesser nicht ab, sondern zu, ist die Kontraktionsamplitude der linksventrikulären Hinterwand abgeflacht, so ist die Wahrscheinlichkeit eines apikalen Aneurysmas oder einer Akinesie groß.
6. Die basalen Abschnitte des linken Ventrikels sind jedoch seltener bei der koronaren Herzerkrankung mit myokardialer Funktionsstörung betroffen.
7. Sind diese Bereiche jedoch mit geschädigt, so liegt in der Regel eine KHK mit beträchtlicher Einschränkung der linksventrikulären Funktion vor. Der Abstand der Mitralklappe zum interventrikulären Septum wird vergrößert (E-IVS > 10 mm), häufig auch bei ausgedehnten anteroseptalen Infarkten bis hin zu aneurysmatischen Verschiebungen des interventrikulären Septums in Richtung des rechten Ventrikels.
8. Die Begleitperikarditis zeigt sich im chron. Infarktstadium als Perikardschwiele, als sog. „systolisch-diastolisch gleichsinnig bewegende Doppelkontur" von 1–2 mm Zwischenraum, die durch die beiden miteinander verklebten Blätter des Herzbeutels hervorgerufen wird. Ein lokalisierter Perikarderguß im frischen Infarktstadium kann Vorbote einer drohenden Ventrikelruptur sein.
9. Funktionell zeigt das akute und das chronisch ischämische Myokard eine verminderte systolische Dickenzunahme, eine verminderte Exkursionsgeschwindigkeit sowie eine verminderte Exkursionsamplitude auf.

   Im ischämisch geschädigten Myokardsegment ist die systolische Wandverdickung vermindert oder fehlend. Die Bewegungsamplitude kann auch bei fehlender aktiver Kontraktion von benachbarten Wandabschnitten mitgeteilt sein.

   Gelegentlich gibt es sogar im M-Mode bei Koronarpatienten nach Infarkt besonders kräftige Kontraktionen als Ausdruck einer kompensatorischen Hyperkinesie.
10. Die Bestimmung der prozentualen systolischen Durchmesserverkürzung des linken Ventrikels (FS) sollte als Parameter für die globale linksventrikuläre Funktion bei Hyperkinesien nicht herangezogen werden.
11. Die Zuordnung echokardiographisch nachgewiesener Infarktareale zu einem bestimmten Koronargefäß muß mit der Variabilität der koronaren Versorgung (Normalversorgungstyp, Rechtsversorgungstyp, Linksversorgungstyp) berücksichtigt werden.

a

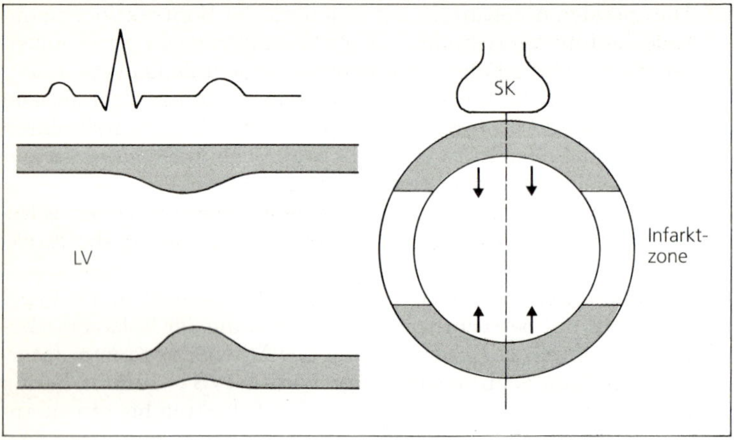

b

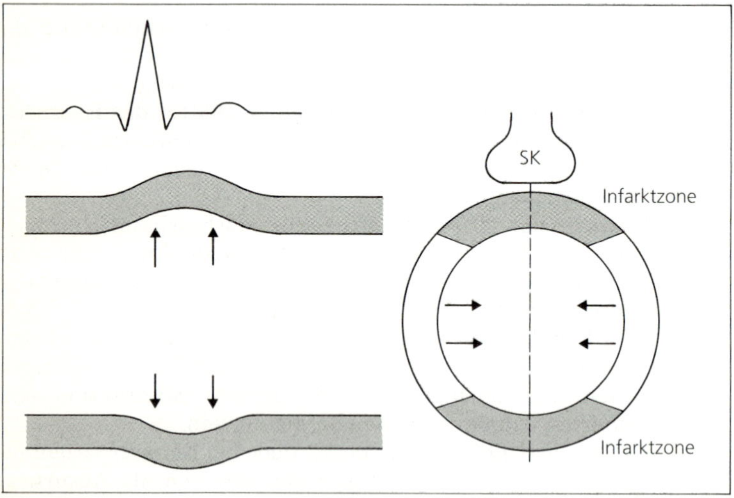

Abb. 13.**7**

a) Hyperkinesie im gesunden Areal, Dyskinesie im infarzierten.

b) Dyskinesie im infarzierten Bereich mit paradoxer Bewegung, „Hyperkinesie im gesunden Areal".

12. Verschlüsse des Ramus circumflexus betreffen meist die Lateralwand und die inferiore laterale Wand.
13. Verschlüsse des Ramus interventricularis anterior verursachen meist Narben im Bereich der vorderen zwei Drittel des Kammerseptums, der Vorderwand und der Herzspitze.
14. Das hintere Drittel des Kammerseptums sowie die inferiomediale Wand ist der rechten Herzkranzgefäßarterie zuzuordnen.
15. Bei Beteiligung der basalen Anteile des Kammerseptums in dem narbigen Bezirk kann ein proximaler Verschluß des Ramus interventricularis anterior, d.h. vor Abgabe des 1. septalen Astes, angenommen werden (Abb. 13.**7a, b**).

Beurteilung der koronaren Herzerkrankungen im 2D-Echokardiogramm

1. Im 2D-Verfahren zeigt die segmentale Funktionsanalyse bei Ausnutzung aller Echofenster eine gute Gesamtbeurteilung und Lokalisation von Funktionsausfällen.
2. Zur Beurteilung des akuten Myokardinfarktes kann dieser bei Ausbildung von größeren Akinesien und Dyskinesien in der Akutphase häufig erkannt werden, wobei allerdings die Hyperkinesie im Randgebiet des frischen Myokardinfarktes problematisch ist.
3. Hierbei beobachtet man häufig eine systolische Abnahme statt Zunahme der Wanddicke. Akustische Eigenschaften des Ventrikelmyokards bei ischämischen Zuständen auszutesten, ist zur Zeit nicht möglich.
4. Ventrikelvolumenbestimmungen sind recht unsicher, so daß eine quantitative Bestimmung nicht sinnvoll ist. 2dimensional sollte die linksventrikuläre Funktion daher möglichst qualitativ beurteilt werden.
5. Nach Betrachten des linken Ventrikels aus allen Positionen sollte eine ausreichend gute Abschätzung der globalen wie auch der regionalen Funktion des linken Ventrikels erreicht werden.
6. Kontraktionsstörungen werden im ischämischen Myokard bei akutem Myokardinfarkt, Koronarspasmus, während der Okklusionszeit der Ballondilatation, aber auch im chronischen Infarktstadium beobachtet, wobei allerdings eine transmurale Ischämie vorliegen muß.
7. Subendokardiale Infarzierungen können zur Zeit echokardiographisch nicht gesehen werden.

8. Die Geometrie des linken Ventrikels ist als runde Darstellung der linken Herzkammer in der Querachse und als ellipsoide Form der apikalen Längsachse („2-Kammer-4-Kammer-Blick") insbesondere systolisch und diastolisch durch Ausbuchtung im Bereich des Infarktareals gekennzeichnet.
9. Bei frischen transmuralen Infarkten im Bereich der freien Wand wird häufig ein kleinerer Perikarderguß infolge Begleitperikarditis gesehen (Abb. 13.**8**).
10. Das Septum interventriculare ist häufig infolge zunehmender Fibrose bei chronischer Ischämie stärker gezeichnet. Multiple Echoschichten deuten darauf hin, daß zwischen fibrotischen Schichten noch intakte Myokardzellen bestehen, wenn der Schallstrahl auf multiple Grenzflächen trifft.
11. Das Septum zeigt häufig, im Gegensatz zur Rechtsherzbelastung, eine eher passive paradoxe Bewegung. Es bewegt sich mit Systolenbeginn rasch nach vorne, bleibt systolisch konstant in dieser Stellung, um sich diastolisch wieder dorsal zu verlagern. Bei Rechtsherzbelastung ist die rechtsseptale Bewegung aktiver (Abb. 13.**9a–c**).
12. Schwierigkeiten der Interpretation abnormer Septumbewegungen können sich auch in Kombination einer koronaren Herzerkrankung mit einem Linksschenkelblock zeigen, die infolge Reizleitungsstörung den septalen Bewegungsablauf bei koronarer Herzerkrankung maskieren.
13. Der Stamm der linken Herzkranzarterie entspringt aus der Aorta bei 3 Uhr, die rechte Herzkranzgefäßarterie bei 10 Uhr.
14. Bei einem Teil der Patienten kann die linke Koronararterie bis zur Aufzweigung des Ramus interventricularis anterior oder circumflexus und darüber hinaus ebenso wie der Anteil der rechten Herzkranzgefäßarterie dargestellt werden.
15. Eine Narbe besteht, wenn hintere oder vordere Herzwand mitteldiastolisch eine Dicke unter 7 mm aufweisen, optisch dichter als die Gegenwand erscheinen, die Wanddicke mehr als 30% dünner als jene Umgebung ist und multiple lineare Echos vorhanden sind, welche durch die zahlreichen Grenzflächen zwischen Myokardinseln und fibrotischem Gewebe hervorgerufen werden.

Abb. 13.**9** ▷

a) Normale Kontraktilität von Septum und linksventrikulärer Hinterwand.
b) Akinesie bzw. Hypokinesie des interventrikulären Septums, z. B. nach Septalinfarkt, Hyperkinesie der linksventrikulären Hinterwand.
c) Dyskinesie mit paradoxer Bewegung des interventrikulären Septums nach VW-Septalinfarkt.

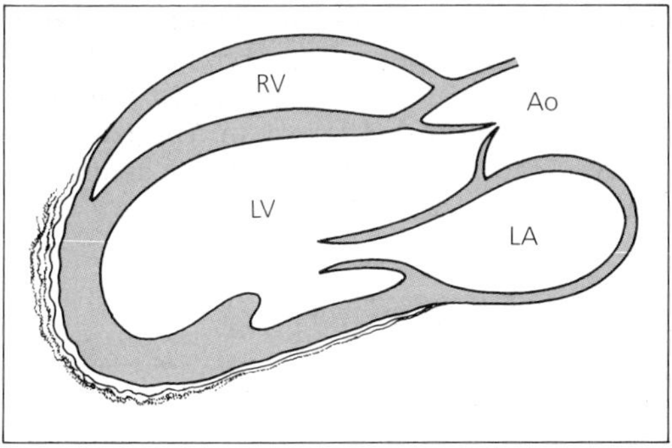

Abb. 13.**8**
Perikardschwiele.

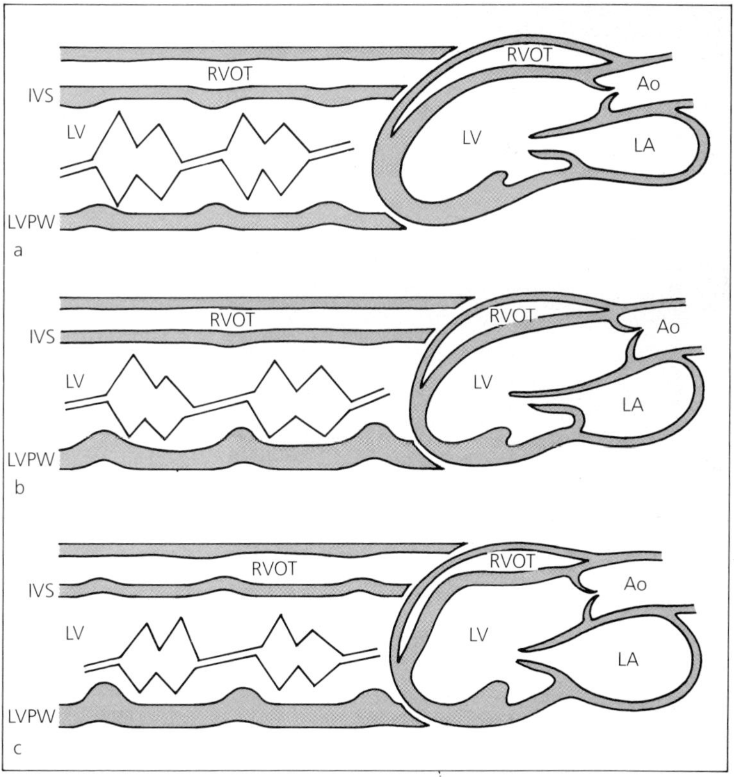

◁ Abb. 13.**9**

16. Möglich sind jedoch Beobachtungen der Kontraktionsstörung 2–3 Minuten nach submaximaler Belastungsergometrie. Infolge der ischämisch bedingten Kontraktionsstörung des Herzmuskels ist ein ischämischer Herz-Muskel-Bezirk im Vergleich zum Nachbarsegment durch verminderte Wandstärke gekennzeichnet (Abb. 13.**10**, 13,**11**).

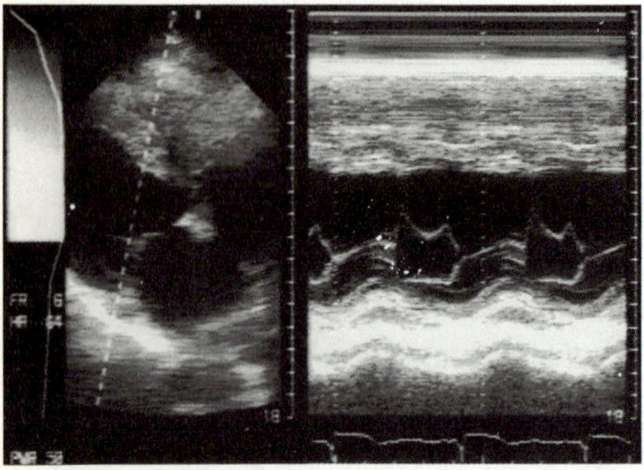

Abb. 13.**10**
Parasternal lange Achse in Höhe Mitralklappenebene mit Hypokinesie des interventrikulären Septums infolge Vorderwandinfarkt. Zusätzliche Dilatation des linken Ventrikels und linken Vorhofes.

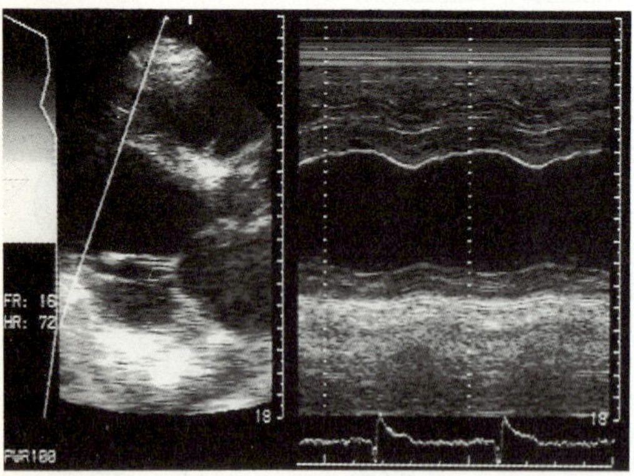

Abb. 13.**11**
Parasternal lange Achse im 2D- und M-Mode: Dilatation des linken Ventrikels und linken Vorhofes, Hypokinesie der linksventrikulären Hinterwand infolge Hinterwandinfarkt.

Der dopplersonographisch nachweisbare Mitralfluß (transmitraler Flow) wird zur Beurteilung der diastolischen Funktion des linken Ventrikels mehr und mehr in die Beurteilung der koronaren Herzerkrankung einbezogen, da der transmitrale Blutfluß mit gepulster Dopplersonographie häufig besser erfaßt wird als durch angiographische oder szintigraphische Verfahren.

Die Veränderung des transmitralen Flußprofils zeigt sich bei einer Reihe von kardialen Erkrankungen, wie koronarer Herzerkrankung, dilatativer Kardiomyopathie, hypertropher Kardiomyopathie mit und ohne Ausfluß, Behinderung und arterieller Hypertonie.

Ein Zusammenhang besteht auch zwischen dopplersonographisch erfaßtem Mitralflow und invasiv gemessenem Druckwert des linken Ventrikels, z. B. bei Mitralinsuffizienz (Abb. 13.**12**).

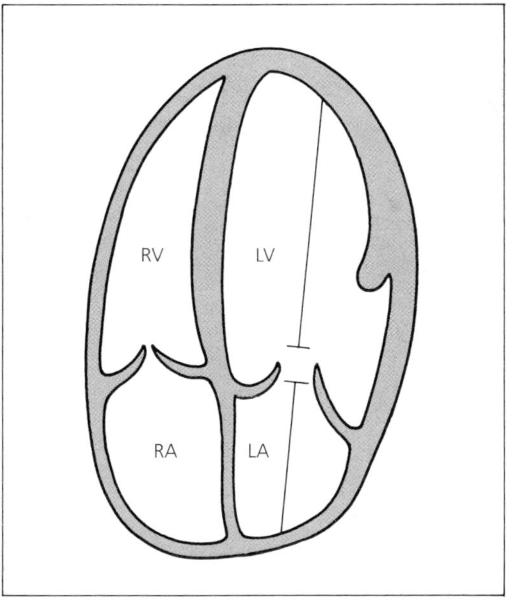

Abb. 13.**12** Dopplerechokardiographische Untersuchung im apikalen 4-Kammerblick zur Feststellung des transmitralen diastolischen Einflusses. Dopplerfenster in die Mitralöffnung zentral gelegt.

Mit fortschreitendem Alter und damit verbundener koronarer Häufigkeit der Myokardischämie und Minderperfusion entstehen energetisch bedeutsame Veränderungen hinsichtlich der frühdiastolischen Relaxation, die in einer verlängerten IVR (isovolumetrischen Relaxationszeit) und einer Zunahme des Vorhofteiles an der linksventrikulären Füllung imponiert. Die isovolumetrische Relaxationszeit gilt vom Zeitpunkt des Aortenklappenschlusses bis zum Beginn der Öffnungsbewegung der Mitralklappe.

Mit der Zunahme des Alters nimmt die Maximalgeschwindigkeit und das Geschwindigkeitszeitintegral des spätdiastolischen Mitraleinflusses (A-Welle) zu, wohingegen das Geschwindigkeitsmaximum der E-Welle signifikant abnimmt. Dieses hängt auch mit einer Zunahme der isovolumetrischen Relaxationszeit als Ausdruck einer Beeinträchtigung der energetisch bedeutsamen frühdiastolischen Relaxation des linksventrikulären Myokards wie bei koronarer Herzerkrankung oder bei arterieller Hypertonie zusammen (Abb. 13.**13**).

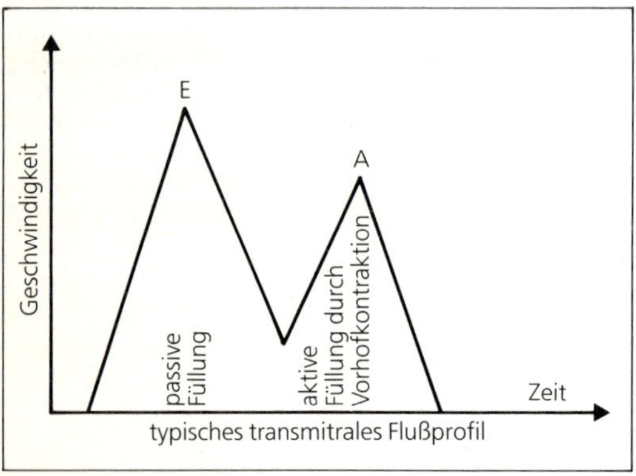

Abb. 13.**13** Dopplerechokardiographische Darstellung des transmitralen Flußprofils bei Herzgesunden. Normales Verhältnis der A:E-Welle (ca. 0,4–0,6 normal, bei zunehmendem Alter und KHK A:E häufig >0,7).

14. Echokardiographischer Nachweis der pulmonalen Hypertonie

Zum Nachweis der pulmonalen Hypertonie eignet sich auch die Echokardiographie, insbesondere die Dopplerechokardiographie. Infolge der pulmonalen Hypertonie kommt es zu typischen Veränderungen des rechten Herzens bei zunächst beginnender konzentrischer Hypertrophie mit Verdickung des interventrikulären Septums, der rechtsventrikulären Wand, mit gleichzeitiger Verdickung der rechtsventrikulären Trabekelmuskulatur. Initial scheint zunächst die Weite des rechten Ventrikels kleiner, bzw. nicht verändert. Häufig ist auch der linke Ventrikel infolge des verdickten Septums verschmälert.

Mit zunehmender weiterer Druckerhöhung kommt es zur Entrundung der rechtsventrikulären Spitze und zu einer Vergrößerung des rechten Ventrikels. Infolge des erhöhten Druckes im rechten Vorhof wird das interatriale Septum zum linken Vorhof verlagert.

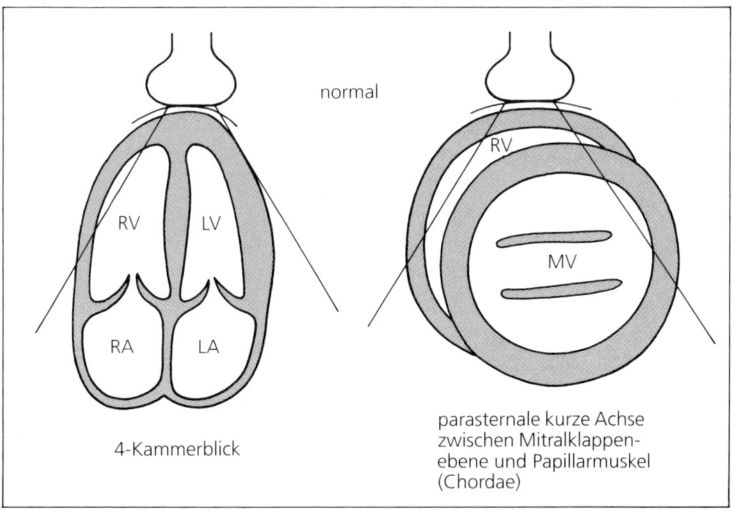

Abb. 14.1 Normalbefund.

Bei weiterer fortschreitender Dekompensation dilatiert der rechte Ventrikel und der rechte Vorhof und die Trikuspidalklappenringebene scheinen erweitert (→ Trikuspidalinsuffizienz). Hierbei ergeben sich echokardiographisch sowohl in der parasternal kurzen Achse wie auch im 4-Kammerblick für die pulmonale Hypertonie drei Stadien mit typischen morphologischen Merkmalen (Abb. 14.**1**–**4**).

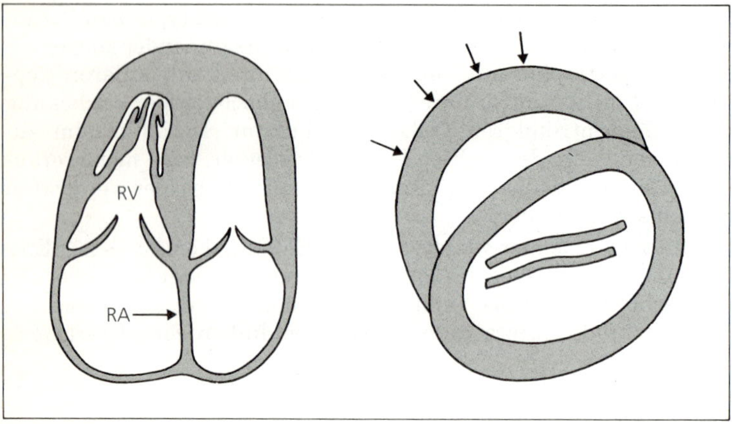

Abb. 14.**2** Stadium I – Konzentrische Hypertrophie:
1. Verdickung des Septums und der rechtsventrikulären Wand.
2. Verdickung des intrakavitären Trabekelsystems.
3. Relative Verkleinerung des rechten Ventrikels.
4. „Gerades" interatriales Septum.

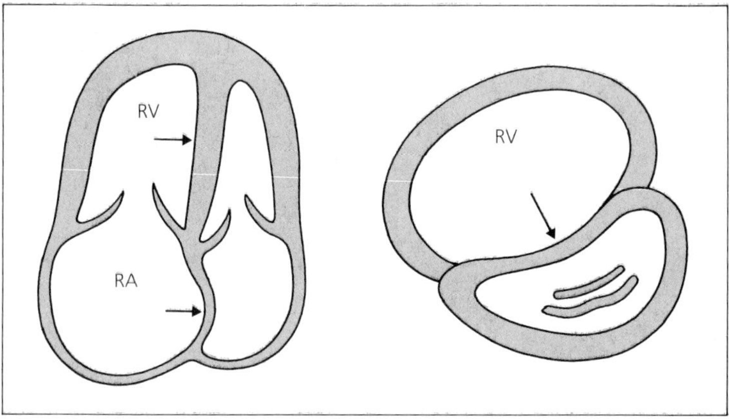

Abb. 14.**3** Stadium II – Exzentrische Druckhypertrophie
1. Erweiterung und Entrundung der rechten Herzspitze.
2. Zunahme der Weite des Kavums des rechten Herzens.
3. Ausrundung des rechten Vorhofes.
4. Verlagerung des IVS nach links.
5. Verlagerung des interatrialen Septums zum linken Vorhof.

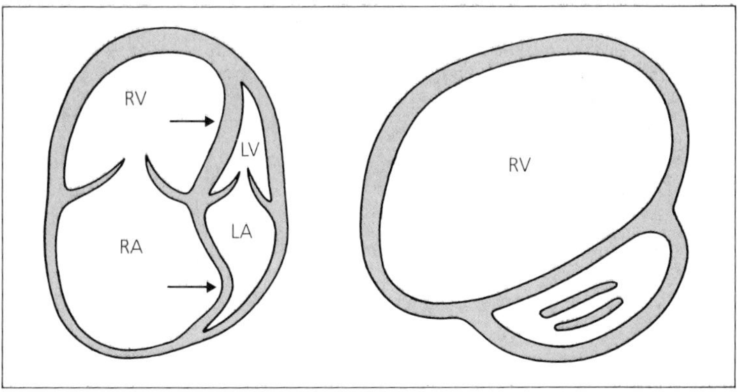

Abb. 14.**4** Stadium III – Rechtskardiale Dekompensation:
1. Dilatation des rechten Ventrikels und des rechten Vorhofes.
2. Erweiterung des Trikuspidalrings → Trikuspidalinsuffizienz.
3. Weitere Verschiebung des interventrikulären Septums in Richtung linker Ventrikel → „Verkleinerung" des linken Ventrikels.
4. Enddiastolische linksseitige septale Ausrundung, systolische „paradoxe" Vorwärtsverlagerung des Septums zum rechten Ventrikel.

DD: Bei hämodynamischen, ausgeprägten links-rechts- und rechts-links-shunt-ähnliche echokardiographisch nachweisbare Veränderungen.

15. Kontrastechokardiographie

Die 1- und 2D-Echokardiographie zur Beurteilung der Ventrikelfunktion wird durch die Kontrastechokardiographie erweitert. Hierbei macht man sich ultraschallreflektierende Luft- oder Gasbläschen zunutze, die über die Vene möglichst schnell herznah eingebracht werden und durch ihre Kontrastierung im fließenden Blut zu sogenannten „Bubbles“ führen (wie „geschüttelte Brauseflasche“).

Da diese Gasbläschen im Lungenkapillarbett liegen bleiben, treten sie nicht mehr in den linken Vorhof bzw. in den linken Ventrikel über und können daher leider nicht zur Funktionsdiagnostik desselben herangezogen werden.

Jedoch ist die Kontrastechokardiographie insbesondere in der Diagnostik von Shuntvitien und für die Diagnostik der Rechtsherzerkrankungen in ihrer Wertigkeit und diagnostischen Sicherheit eine ausgezeichnete Methode, um die Diagnostik der Herzvitien zu erweitern und zu sichern.

Mit der Einführung der farbcodierten Dopplerechokardiographie wird zusätzlich noch die Aussagequalität gesteigert.

Bisherige kontrastechokardiographische Methoden versuchten durch spezielle Lösungen, Emulsionen oder Suspensionen mit effektiven Gasbläschenbildungen Blut durch echosignalsteigernde Effekte sichtbar zu machen. Da die Gas- bzw. Mikrobläschen im fließenden Blut nur eine kurze Lebensdauer haben und im Lungenkapillarbett verbleiben, waren alle Ultraschall-Kontrastmittel-Techniken lediglich nur für die Funktionsdiagnostik des rechten Ventrikels bzw. die Shuntvitien möglich. Daher gibt es bis heute noch kein spezielles Ultraschall-Kontrastmittel, welches lungen-, bzw. kapillargängig ist und somit auch den linken Ventrikel darstellt.

Bisher verwandte Injektionslösungen bzw. Ultraschallkontrastmittel:

1. physiologische Kochsalzlösung (0,9%),
2. Glucose 5%,
3. CO_2,
4. Eigenblutinjektionen,
5. Indocyaningrün (Cardiogren),
6. Echovist (Galactose als Monosaccharid).

Merke: Hauptindikationen der Kontrastechokardiographie

1. Nachweis eines Vorhofseptumdefektes mit Links-rechts-Shunt oder Rechts-links-Shunt.
2. Nachweis eines offenen Foramen ovale.
3. Verdacht eines großen Ventrikelseptumdefektes mit Rechts-links-Shunt.
4. Klappeninsuffizienzen.
5. Nachweis der Hämodynamik des Blutflusses im rechten Herzen sowie auch in den großen Gefäßen (Vena cava inferior, Venae hepaticae).

Der diagnostische Zugewinn durch das neue Kontrastmittel Echovist zeigt sich insbesondere bei der Kontrastechokardiographie in Verbindung mit der Farbdopplerechokardiographie zur Fragestellung der Shuntvitien auf Vorhof- und Ventrikelebene. Insbesondere im Bereich des Vorhofseptumdefektes zeigt sich ein überwiegender Rechts-links-Shunt. Dieser läßt sich mittels Kontrastmittel sehr gut darstellen, wobei es zu typischen „Bubbles“ in den linken Vorhof als Ausdruck des Rechts-links-Shunts kommt. Infolge überwiegendem Links-rechts-Shunt tritt jedoch kurz danach ein sogenanntes „Auswaschphänomen“ des kontrastierten rechten Vorhofes im Bereich des Shunts auf.

Der Nachweis einer Trikuspidalinsuffizienz mittels Echokontrastsonographie durch Regurgitation der kontrastgebenden Bläschen in die Vena cava inferior bzw. Venae hepaticae, war schon vor der farbcodierten Dopplerechokardiographie abgesichert, wird jedoch jetzt zusätzlich zur Bestimmung des Ausmaßes und des Schweregrades der Insuffizienz herangezogen (Abb. 15.**1**–**4**).

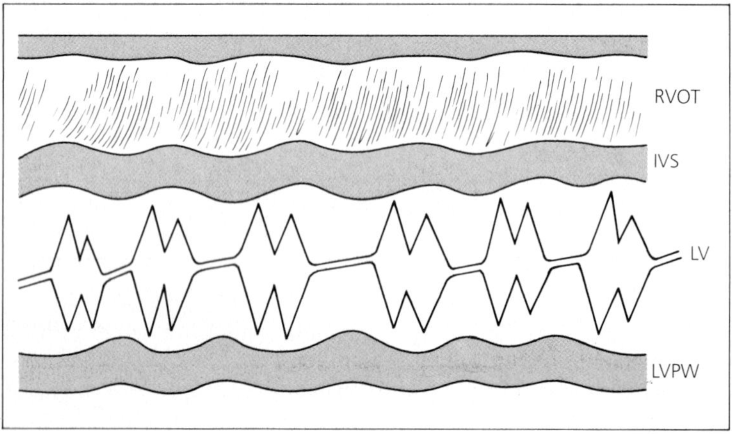

Abb. 15.**1** Kontrastmittel bei Einfluß in den RVOT bei normalem Herzen.

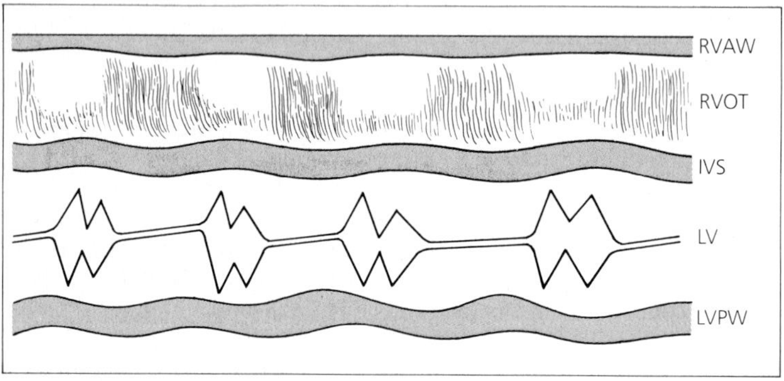

Abb. 15.**2** „Fallender Regen" bei Trikuspidalinsuffizienz. Länger verharrendes Kontrastmittel im rechten Ventrikel, systolisch aufgerichtete Kontrastspikes.

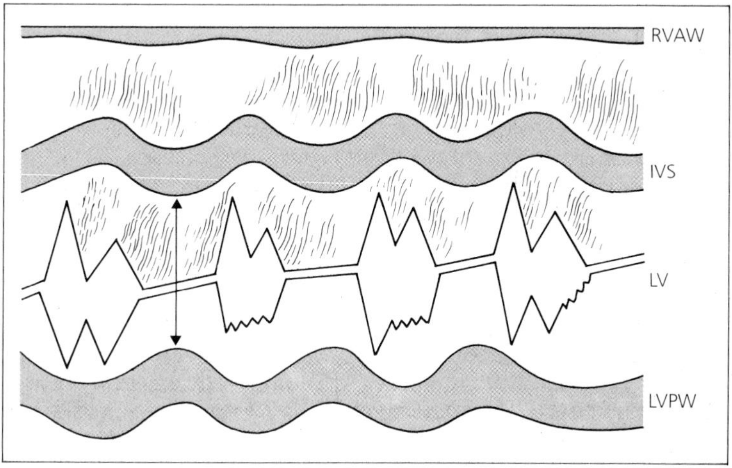

Abb. 15.**3** Bei VSD bei Rechts-links-Shunt Kontrastmittel im linksventrikulären Ausflußtrakt, nicht jedoch im Einflußtrakt.
VSD: hintere Mitralklappe kann „flattern".

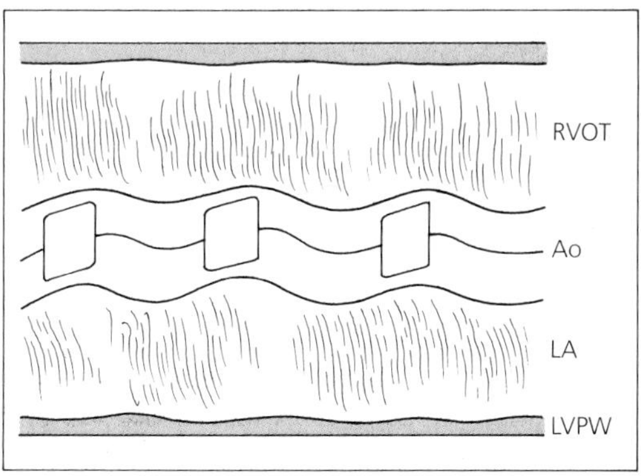

Abb. 15.**4** Systolisch schräge Kontrastlinien und „fallender Regen" z. B. ASD II.

16. Künstliche Herzklappen

Nach künstlichem Herzklappenersatz ist das echokardiographische Bild stark von der verwendeten Prothese abhängig, so daß eine genaue Beurteilung nur dann möglich ist, wenn vom Untersucher der implantierte Klappentyp bekannt ist.

Die Deutung der Echokardiographie bei Prothesenfehlfunktionen zur Abgrenzung einer normal funktionierenden und einer Klappenprothesendysfunktion mit Verschlimmerung der Hämodynamik und nachfolgender Verlaufskontrolle ist daher von großer Bedeutung, insbesondere deswegen, da mechanische Aorten- und Mitralprothesen angiographisch sehr schwer darstellbar sind.

Da sowohl die 1- wie auch die 2D-Echokardiographie für die Verlaufsbeobachtung bei hämodynamisch dekompensierten Klappen nur begrenzt einsetzbar ist, entsteht jedoch in Verbindung mit der farbcodierten Dopplerechokardiographie ein hoher diagnostischer Aussagewert (Mitral- oder Aortenprothesenrandlecks, Prothesenfehlfunktionen mit Nahtdehiszenzen des Halteapparates usw.). Bioprothesen sind mittels M-Mode und 2D-Echokardiographie besser zu beurteilen als mechanische Prothesen.

Mechanische Prothesen (= Metall- und Kunststoffprothesen)

Überwiegender Teil der Klappen-Op., jetzt am verbreitetsten durch Kippscheiben und Doppelflügelprothesen.

Echokardiographisches Bild der mechanischen Herzklappen aufgrund der vielen Prothesen unterschiedlich. Wegen der Modellvielfalt der Klappentypen findet sich praktisch bei jedem Patienten ein anderes Bild.

a) *Kugelkäfigprothesen, Käfigscheibenprothesen*
Die Erkennung von Fehlfunktionen der Prothesen ist sehr schwierig, da die Auslenkung der Schließklappenbewegung sowie die Öffnung und Schließungszeit keinen zuverlässigen Rückschluß auf die Prothesenfunktion zulassen (Abb. 16.**1**, 16.**2**).

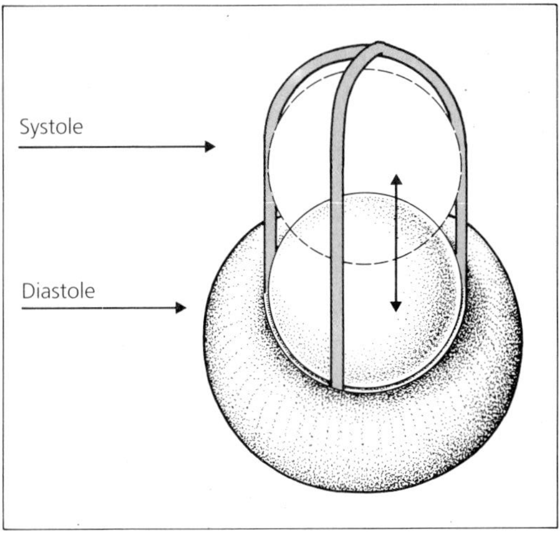

Abb. 16.**1** Starr-Edwards-Kugelprothese (Mitralklappe). Die Prothese besteht aus einem Silikonball, der während der Diastole einem Metallring aufsitzt und während der Systole an der Spitze eines Käfigs gehalten wird. Die Prothese ist mit einer Naht aus Teflon am Anulus fibrosus befestigt.

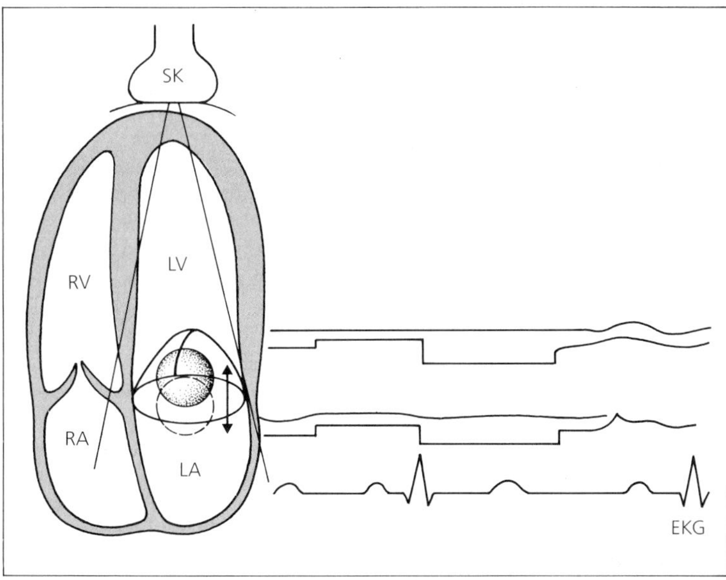

Abb. 16.**2** Starr-Edwards-Prothese in apikaler Anlotung (4-Kammerblick) in Mitralposition.

Merke:

- Bei Thrombosierung entsteht ein verlängertes Intervall (behinderte Schließkörperöffnung durch Thrombus).
- Falls Schließkörper in geöffneter Position der Kuppel des Fangkäfigs nicht vollständig anliegt, ist dies ein Hinweis einer Thrombosierung bzw. eines einwachsenden Granulationsgewebes. Thrombotische Auflagerungen im 2D-Bild sind in der Regel besser beurteilbar.
- Abgerundete Öffnungs- und Schließungsbewegungen im M-Mode werden häufig infolge Thrombosierung und Nahtdehiszenz beobachtet. Dies gilt auch für Kugelkäfig- und Kugelscheiben- sowie Kippscheibenprothesen.
- Ein weiteres zuverlässiges Kriterium ist der Nachweis von unterschiedlich starken Öffnungsexkursionen oder das Ausbleiben der Schließkörperöffnung.
- Sog. „Randlecks" bei Nahtdehiszenz oder begleitender Endokarditis zeigen eine gesteigerte Beweglichkeit des Nahtringes und eine Volumenbelastung der betroffenen Herzkammer.

b) *Kippscheibenprothese*

Die Kippscheibenprothese nach Björk und Shilly ist eine auf Metallbügel aufgehängte Scheibe, die sich mit einem Winkel von ca. 60° öffnet und einen zentralen Blutstrom aufweist. Vor einigen Jahren wurde dann eine konvex-konkave Modifikation, die leicht gewölbt ist, aus Carbon entwickelt.

Im M-Mode ist die Scheibenbewegung sehr gut darstellbar, wenn das Schallfeld in die geöffnete Scheibe im Winkel von 90° auftritt. Hinter der Kippscheibe entstehen ausgeprägte, parallel verlaufende Echos. Die Beurteilung der Kippscheibenprothese ist schwierig, da diese in 3 Ebenen asymmetrisch gebaut ist. Bei guter Anschallung beträgt die Exkursionsamplitude der Kippscheibenprothese in Mitralposition ca. 13 mm. Abhängig ist jedoch immer die Einbaurichtung bei der Operation. Die Dysfunktion der Kippscheibenprothese hat die gleichen Kriterien wie die Kugelkäfigprothese. Abgerundete Öffnungs- und Schließungsbewegungen unterschiedliche gleichbleibende verminderte Schließkörperexkursionen, frühdiastolische Buckelungen sind Merkmale eines „Randlecks" oder einer Thrombosierung (Abb. 16.**3**, 16.**4**).

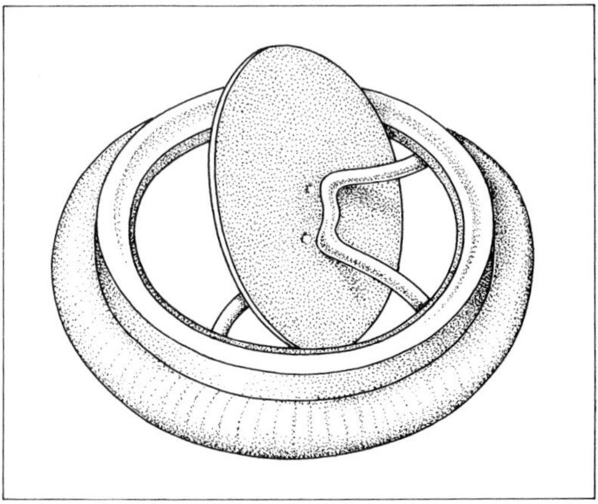

Abb. 16.**3** Kippscheibenprothese nach Björk-Shilly.

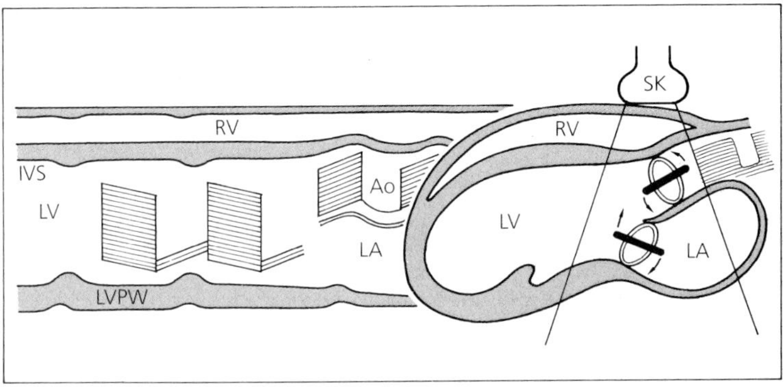

Abb. 16.**4** Kippscheibenprothese in Aorten- und Mitralposition linksparasternal mit typischen Bewegungsabläufen im M-Mode und 2D-Echokardiogramm.

c) *Doppelflügelprothese*

Ein anderes mechanisches Modell ist die Doppelflügelprothese nach St. Iude-Medical. Hierbei öffnen sich mittig zwei Klappendeckel wie Türflügel mit einem fast senkrechten (ca. 85–88°) Winkel, so daß das Blut fast ungehindert einströmt. Der Nahtring und die Klappe bestehen aus Carbon-Pyrolit. Klappendysfunktionen treten selten auf. Sie hat eine relativ lange Lebensdauer. Diese Prothese kann sowohl für die Mitralklappe als auch für die Aorta verwandt werden.

Der Prothesenkörper wird durch zwei Halbscheiben gebildet, deren Flügel in geöffneter Position annähernd parallel zur Strömungsrichtung des Blutes liegen. Die Prothesenringe sind als dichte, breite Echobänder erkennbar. Bei geschlossener Klappe sind beide Halbscheiben nicht sichtbar. Bei Beginn der Klappenöffnung zeigt die vordere Halbscheibe vom Schallwandler weg nach dorsal, während die hintere Halbscheibe eine nach vorn gerichtete Bewegung auf den Schallwandler ausführt.

Beide Scheiben bleiben während der gesamten Systole in Position, um abrupt in Ausgangsstellung zurückzukehren. Beurteilung und Bewegung der Funktion sind jeweils von der implantierten Klappenrichtung abhängig (Abb. 16.**5**, 16.**6**).

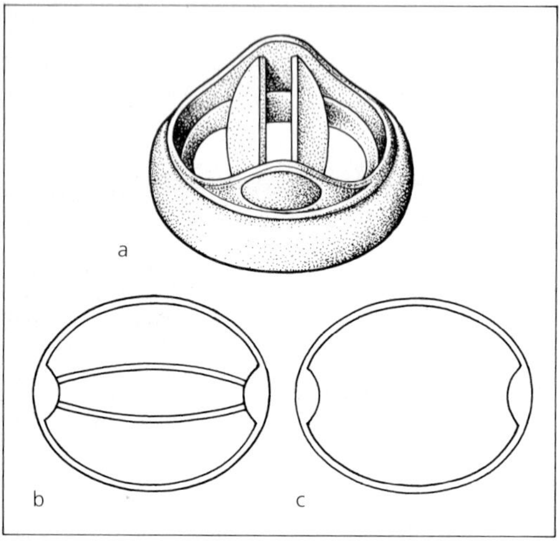

Abb. 16.**5**
a) Doppelflügelprothese nach St. Iude-Medical.
b) Doppelflügelprothese in diastolisch geöffneter Position (apikal angelotet).
c) Prothese in systolischer Position (apikal angelotet).

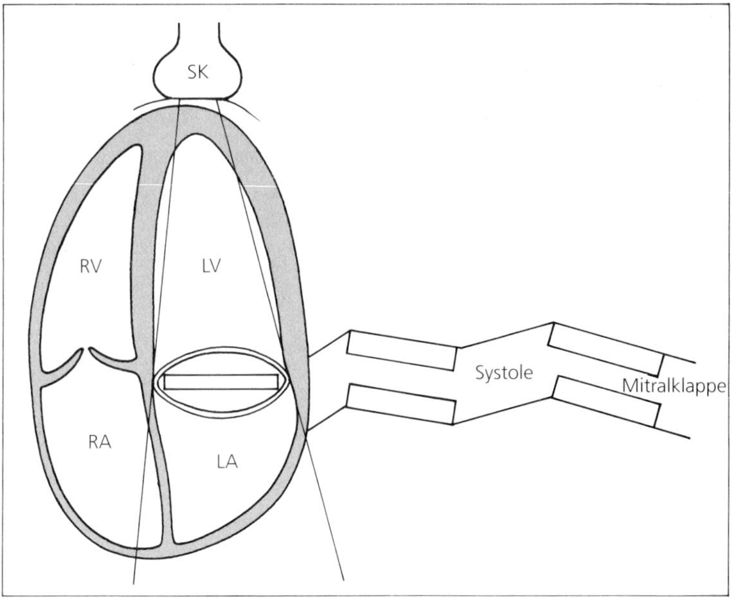

Abb. 16.**6** Doppelflügelprothese (St. Iude-Medical) in Mitralposition (apikaler 4-Kammerblick).

Bioprothesen

Die Bioprothesen werden auf flexible Bügel aufgenäht, wobei die Basis der Klappe von einem Teflonring umgeben wird.

Die implantierten Bioprothesen bestehen aus Schweineaortenklappen (Carpentier-Edwards-Handcock) oder Kalbsperikard, Ionescu-Shiley). Diese sind an einem Nahtdrain mit Haltestreben befestigt. Echokardiographisch zeigt sich eine scharfbegrenzte Echolinie des Nahtringes bzw. der Haltestrebe, mit den dazwischen, meist relativ dünn oder schwach echogebenden Klappentaschen bzw. Segel. Der Bewegungsablauf der implantierten Bioprothesen in Mitralposition entspricht dem einer leichtgradigen Mitralstenose der natürlichen Klappe. Intakte Bioprothesen der Aortenposition entsprechen ihrem Bewegungsablauf der normalen Aortenklappe (Abb. 16.**7**).

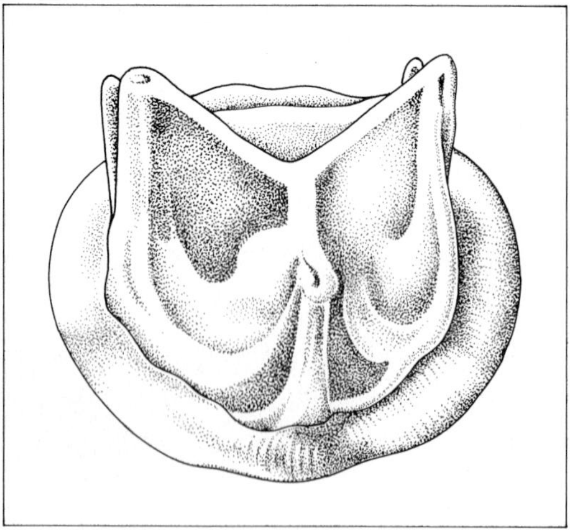

Abb. 16.**7** Ionescu-Shiley-Prothese.

Die Echos der Haltestreben sind von denjenigen einer stark echoreichen Aortenwand nicht immer sicher unterscheidbar. Im 2D-Echo lassen sich der Nahtring und die Haltestreben gut darstellen.

Im M-Mode erfolgt vorwiegend die Beurteilung der Dicke der Segel und ihre Separation. Im 2D-Echo können dagegen thrombotische Auflagerungen oder endokarditische Vegetationen besser erkannt werden. Dies gelingt bei Bioprothesen besser als bei mechanischen Prothesen, weil Bioprothesen weniger Streuechos haben (Abb. 16.**8**).

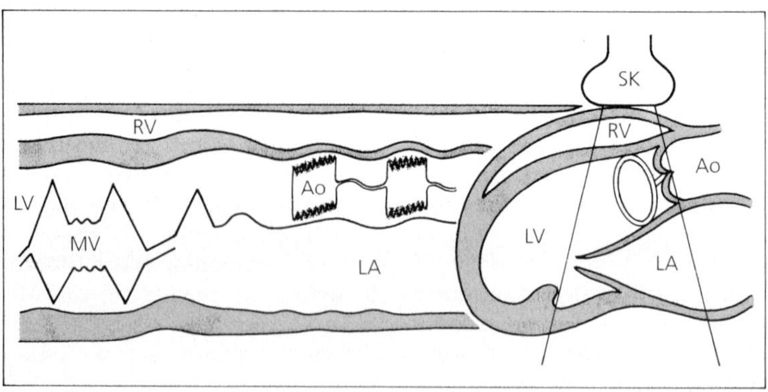

Abb. 16.**8**

▷

Merke:

- Bioprothesen weisen mit zunehmendem Alter vielfach degenerative Veränderungen in Form einer Verdickung der Klappentaschen auf. Dies kann zu Insuffizienzen führen.
- Eine Segelverdickung mit mehr als 3 mm ist ein guter Nachweis einer Klappendegeneration. Stenosierte Bioprothesen in Mitralposition zeigen eine Segelverdickung sowie verminderte diastolische Öffnungsamplituden, Mehrfachechos im Bereich der fibrosierten verkalkten Klappensegel sowie eine verminderte systolisch-diastolische Bewegung des Halteapparates als Ausdruck eines erniedrigten Einströmvolumens.
- Sowohl das systolische Flattern der Taschenklappen der Aortenbioprothese als auch das diastolische Flattern der Segel von intakten Bioprothesen von Mitral- und Trikuspidalklappen ist normal. Grobes unkoordiniertes Flattern der diastolisch geschlossenen Taschen der Bioprothesen in Aortenposition zeigt eine hohe Spezifität für eine valvoläre Insuffizienz.
- Schwere Regurgitationen wie z.B. bei einem paravalvulären Leck sind jedoch am besten durch eine farbcodierte Dopplerechokardiographie nachweisbar. Diese Methode wird daher vorwiegend heute zur weiteren Verlaufskontrolle implantierter Klappen angewandt.

◁ Abb. 16.**8** Bioprothese in Aortenklappenposition im 1- und 2D-Bild („systolisches Flattern" der implantierten Aortenklappe).

17. Transösophageale Echokardiographie (TEE)

Die transösophageale Echokardiographie (TEE) ist eine semiinvasive, jedoch gut tolerable und komplikationsarme schnell durchführbare Methode, die eine noch bessere morphologische Darstellung der Vorhöfe und der Klappen ermöglicht.

Infolge der transthorakalen Echokardiographie wird eine noch kürzere Distanz mit einem noch höher auflösenden Schallkopf (5 MHz, 7,5 MHz) angewandt. Hierbei werden störende anatomische Strukturen (extreme Adipositas, Lungenemphysem, postoperativer Zustand, wie bei der konventionellen Echokardiographie häufig beobachtet werden, umgangen.

Die sehr gute Darstellbarkeit der Klappenmorphologie und Anatomie kann somit den Grad der Verkalkung bzw. der Insuffizienz besser kodieren und auch quantifizieren. Insbesondere lassen sich schon frühzeitige entzündliche Veränderungen an den Herzklappen eindrucksvoll zeigen. Auch sogenannte Geisterechos oder vermutete Thromben in den Vorhöfen können durch die transösophageale Echokardiographie mit hoher Zuverlässigkeit diagnostiziert werden. So ist die transösophageale Echokardiographie eine hochsensitive und additive Methode zur konventionellen transthorakalen Echokardiographie.

Beide Methoden in Verbindung mit der farbcodierten Dopplerechokardiographie ergeben allerdings einen noch höheren Aussagewert über die spezifischen Veränderungen der Mitral- und Aortenklappen sowie auch über bestimmte Veränderungen des rechten Herzens.

Die nachfolgenden Abbildungen zeigen die topographisch-anatomischen Beziehungen und die Nähe des Schallkopfes zum Herzen mit den typischen Schnittebenen bei der transösophagealen Echokardiographie (Abb. 17.**1**, 17.**2**).

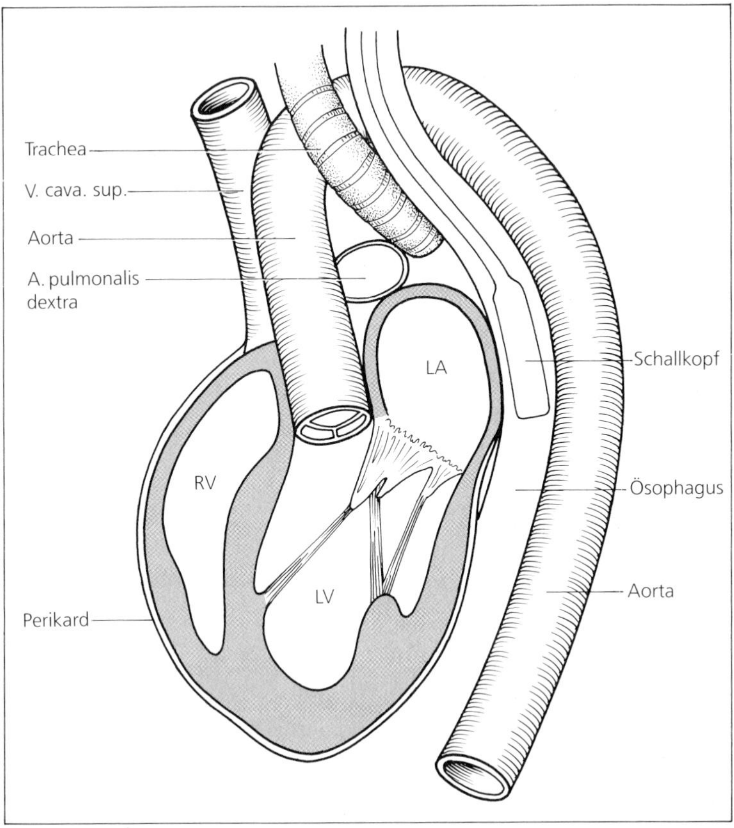

Abb. 17.**1** Schematische Darstellung der vertikalen Schnittebene durch das Herz, Ösophagus und große Gefäße.

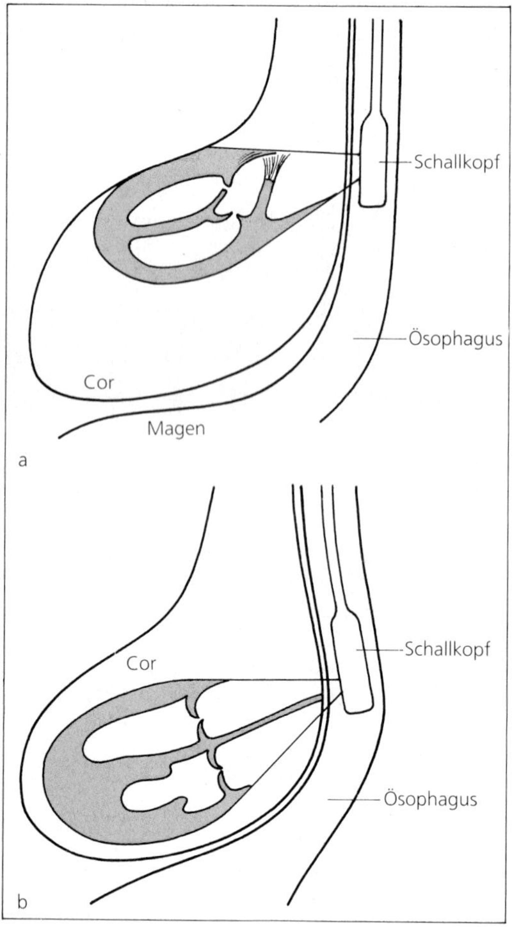

Abb. 17.**2**
a) Transversalschnitt: Höhe der Herzbasis.
b) Longitudinalschnitt: „4-Kammerblick".

18. Normalwerte

(Abb. 18.**1**)

Linker Ventrikel:

LVPW-Dicke enddiastolisch: 6–11 mm
LVPW-Dicke endsystolisch: variabel
LV-Druchmesser enddiastolisch (LVEDD): 33–56 mm
LV-Durchmesser endsystolisch (LVESD): 26–42 mm
IVS-Dicke enddiastolisch: 6–11 mm
IVS-Dicke endsystolisch: variabel
RV-Durchmesser enddiastolisch (RVEDD): 7–23 mm

Mitralklappe:

DE-Amplitude: 18–35 mm
EF-Slope: 50–100 mm/s
E-Septum-Abstand: < 10 mm

Aorta und linker Vorhof:

Aorten-Durchmesser: 20–38 mm
Aorten-Klappen-Separation: 15–26 mm
Exzentrizitätsindex: < 1,3
Durchmesser linker Vorhof (LA): 20–40 mm
Relation linker Vorhof/Aorta ≦ 1,3

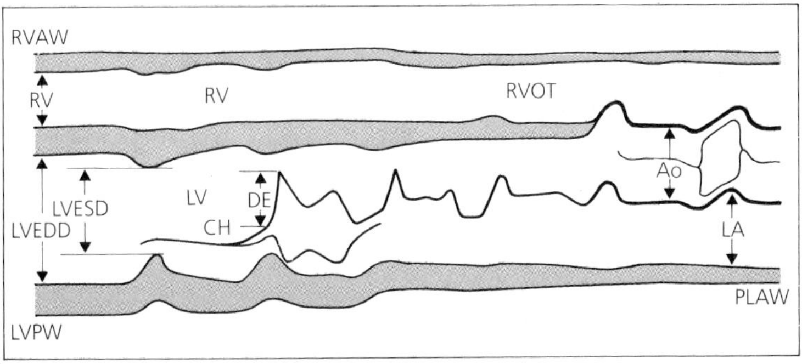

Abb. 18.**1** M-Mode-Echokardiographie.

(Abb. 18.**2**)

Mitralklappenöffnungsfläche: > 3 cm^2 (nach Köhler)
Aortenklappenöffnungsfläche: > 2,6 cm^2

Linker Vorhof (n. Erbel):

Längsachse diastolisch	1,1–1,9 cm/m^2
Längsachse systolisch	1,7–2,5 cm/m^2
Querachse diastolisch	0,9–1,5 cm/m^2
Querachse systolisch	1,5–2,1 cm/m^2

Linker Ventrikel (n. Erbel):

Längsachse diastolisch	4,1–4,9 cm/m^2
Längsachse systolisch	2,7–3,5 cm/m^2
Querachse diastolisch	2,3–2,9 cm/m^2
Querachse systolisch	1,4–2,0 cm/m^2

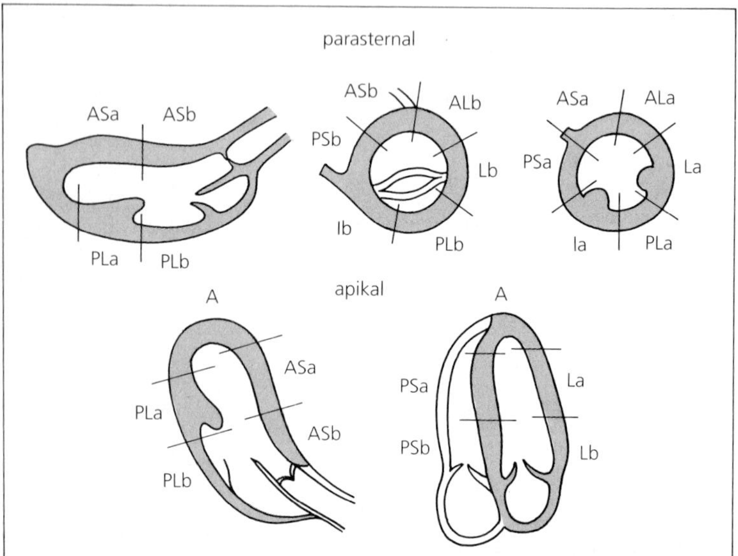

Abb. 18.**2** 2D-Darstellung.

19. Abkürzungen

a, b, c, d, e	Kennzeichnung des Pulmonalklappenechos
AML	anterior mitral leaflet – vorderes Mitralsegel
Ao	Aorta
AoV_s	aortic valve during systole – systolisches Aortenklappenecho
ASD	atrial septal defect – Vorhofseptumdefekt
ATL	anterior tricuspidal leaflet – vorderes Trikuspidalsegel
CH	Chordae
DCM	dilatative cardiomyopathy – dilatative Kardiomyopathie
EDD	enddiastolic diameter – enddiastolischer Durchmesser
EDV	enddiastolic volume – enddiastolisches Volumen
EF	ejection fraction – Ejektionsfraktion
E, F, A, B, C	Kennzeichnung des Mitral- und Trikuspidalklappenechos
EF-Beweg.	EF-Slope – mesodiastolische Rückschlagbewegung
EN	Endokard
EP = EPI	Epikard
ESD	endsystolic diameter – endsystolischer Durchmesser
ESV	endsystolic volume – endsystolisches Volumen
FS	fractional shortening – prozentuale systolische Durchmesserverkürzung des linken Ventrikels
HCM	hypertrophic cardiomyopathy – hypertrophische Kardiomyopathie
HNCM	hypertrophic nonobstructive cardiomyopathy – hypertrophisch nichtobstruktive Kardiomyopathie

HOCM	hypertrophic obstructive cardiomyopathy – hypertrophisch obstruktive Kardiomyopathie
IAS	interatrial septum – Vorhofseptum
IVS	interventricular septum – Kammerseptum
KHK	koronare Herzerkrankung
KÖF	Klappenöffnungsfläche
LA	left atrium – linker Vorhof
LV	left ventricle – linker Ventrikel
LVAW = LVVW	left ventricular anterior wall – linksventrikuläre Vorderwand
LVPW = LVHW	left ventricular posterior wall – linksventrikuläre Hinterwand
MÖF	Mitralklappenöffnungsfläche
MV	mitral valve – Mitralklappe
MVP = MKP	mitral valve prolapse – Mitralklappenprolaps
PA	pulmonary artery – Pulmonalarterie
PAoW	posterior aortic wall – hintere Aortenwand
PER	pericardium – Perikard
PHT	pressure half time – Druckabfallhalbwertzeit
PLAW	posterior left atrial wall – hintere Wand des linken Vorhofs
PML	posterior mitral leaflet – hinteres Mitralsegel
PTL	posterior tricuspidal leaflet – hinteres Trikuspidalsegel
RA	right atrium – rechter Vorhof
RCC	right coronary cusp – Aortenklappentasche aus dem rechtskoronartragenden Sinus
RV	right ventricle – rechter Ventrikel
RVAW = RVVW	right ventricular anterior wall – rechtsventrikuläre Vorderwand
RVOT	right ventricular outflow tract – rechtsventrikulärer Ausflußtrakt
SAM	systolic anterior movement – systolische Vorwärtsbewegung von Anteilen des Mitralklappenapparates
STL	septales Trikuspidalsegel

TV	tricuspidal valve – Trikuspidalklappe
VSD	ventricular septal defect – Ventrikelseptumdefekt

20. Quellennachweis und weiterführende Literatur

Abe Ravin, F.A.C.C: Cardial Auscultation. University of Colorado Press, Denver 1972.

Anderson, R.H., A.E. Becker: Anatomie des Herzens. Thieme, Stuttgart 1982 (S. 120–148, 194–210).

Antoni, H.: Physiologie und Pathophysiologie der elementaren Myokardfunktion. In Roskamm, H., H. Reindell: Herzkrankheiten, 2. Aufl. Springer, Berlin 1982 (S. 42–67).

Basseng, E.: Mechanik des intakten Herzens. In Roskamm, H., H. Reindell: Herzkrankheiten, 2. Aufl. Springer, Berlin 1982 (S. 69–85).

Benninghoff, A.: Makroskopische und mikroskopische Anatomie des Menschen. Urban & Schwarzenberg, München 1985.

Berger, M.: Doppler Echocardiography in Heart Disease. Dekker, New York 1986.

Biamino, G., L. Lange: Echokardiographie – Stellenwert in der kardiologischen Diagnostik. Reihe Kardiologie, Aktuelles Wissen. Hoechst, Frankfurt 1983 (S. 12–48, 78–116).

Bibra, H. et al.: Die Diagnose der pulmonalen Hypertonie mittels gepulster Dopplerechokardiographie. Z. Kardiol. 76 (1987) 149–158.

Björkheim, G., K. Lindvall: Herz-Kreislauf-Information. Astra, 5 (1983) 45–63).

Bogunovic, N., H. Mannebach, H. Ohlmeier: Atlas der Farbdopplerechokardiographie. Springer, Berlin 1988.

Bom, N., Ch.T. Lancee, G. von Zwieten, F.E. Klosters, J. Roelandt: Multiscan echocardiography. I. Technical description. Circulation 48 (1973) 1066–1074.

Bommer, W.J., P.M. Schah, H. Allen, R. Meltzer, J. Kisslo: The safety of contrast echocardiography: report of the committee on contrast echocardiography for the American Society of Echocardiography. J. Amer. Coll. Cardiol. 3 (1984) 6–13.

Bönhof, J.A., H. Kremer et al.: Bedeutung der Schallwellendicke in der Realtime-Sonographie. Computertomogr. Sonogr. 3 (1983) 38–41.

Bubenheimer, P.: Zweidimensionale Echokardiographische Befunde nach Myokardinfarkt. VCH, Weinheim 1985.

Bubenheimer, P.: Mitralprolaps. Herz u. Gefäße 12 (1987) 657–662.

Bubenheimer, P., G.-D. Kneissl: Dopplerechokardiographie. VCH, Weinheim 1989 (S. 7–14).

Bubenheimer, P.: Differentialdiagnose echogener Massen. Herz u. Gefäße 11 (1991) 490–494

Curtius, J.M. et al.: Dopplerechokardiographische Normalwerte für verschiedene Mitralprothesen. Z. Kardiol. 76 (1987) 25–29.

Denning, K. et al.: Doppler-echokardiographische Bestimmung des Schweregrades des Trikuspidalstenose. Herz 11 (1986) 332–336.

Dittmann, H. et al.: Die Doppler-echokardiographische Diagnose und Schweregradeinteilung der Aorteninsuffizienz bei Patienten mit Aortenstenosen und Mitralfehlern. Z. Kardiol. 75 (1986) 522–527.

Dubin, D.B.: Rapid Interpretations of EKG (Schnellinterpretation des EKG). Springer, Berlin 1990.

Edler, I., K. Lindvall: Herz-Kreislauf-Information, Nr. 7. Astra, 5 (1983) 3–44.

Effert, S., P. Hanrath, W. Bleifeld: Echokardiographie. Springer, Berlin 1979 (S. 5–80).

Engberding, R.: Untersuchungstechniken in der Echokardiographie. Springer, Berlin 1989.

Erbel, R.: Funktionsdiagnostik des linken Ventrikels mittels zweidimensionaler Echokardiographie. Steinkopff, Darmstadt 1983.

Erbel, R., J. Meyer, R. Brennecke: Fortschritte der Echokardiographie. Springer, Berlin 1985.

Erbel, R., B. Henkel, G. Schreiner, C. Ostländer, H.J. Rupprecht, W. Clas, R. Brennecke, J. Meyer: Normalwerte für die zweidimensionale Echokardiographie bei Erwachsenen. In Erbel, R., J. Meyer, R. Brennecke: Fortschritte der Echokardiographie. Springer, Berlin 1985 (S. 88–97).

Erbel, R., B. Henkel, C. Ostländer, W. Clas, R. Brennecke, J. Meyer: Normalwerte für die zweidimensionale Echokardiographie. Dtsch. med. Wschr. 110 (1985) 123–128.

Fehske, W.: Praxis der konventionellen und der farbcodierten Dopplerechokardiographie. Huber, Bern 1988.

Feigenbaum, H.: Echocardiography, 3rd ed. Lea & Febiger, Philadelphia 1981.

Feigenbaum, H.: Echocardiography: an overview. J. Amer. Coll. Cardiol. 16 (1983) 216–224.

Gabrielsen, F.G.: Klinische Doppler-Echokardiographie. Schattauer, Stuttgart 1988.

Grossegger, C., H. Mayr et al.: Transoesophageale Echokardiographie. Herz Kreisl. 21 (1989) 492–498.

Grube, E.: Zweidimensionale Echokardiographie. Thieme, Stuttgart 1985.

Grube, E.: Farb-Doppler- und Kontrast-Echokardiographie. Thieme, Stuttgart 1989.

Grube, E., H. Harnisch, M. Zywietz, G. Neumann, H. Herzog: Rechnergestützte Bestimmung linksventrikulärer Kontraktionsanomalien mittels zweidimensionaler Echokardiographie. Z. Kardiol. 73 (1984) 41–51.

Grube, E., A. Backs, B. Backs, B. Lüderitz: Automatische Konturerkennung im zweidimensionalen Echokardiogramm – Untersuchung an einem allgemeinen Patientenkollektiv. Z. Kardiol. 74 (1985) 445–452.

Guyton, A.C.: Textbook of Medical Physiology. Saunders, Philadelphia 1981.

Halte, L., B. Angelson: Doppler Ultrasound in Cardiology: Physical Principles and Clinical Applications, 2nd ed. Lea & Febiger, Philadelphia 1985.

Ham, J.P.M.: Biplane Transesophageal Echocardiography. Boehringer, Ingelheim 1992 (p. 9–34).

Herold, G.: Innere Medizin. Eigenverlag, Köln 1989 (S. 67–139).

Hope, R.A., J.M. Longmore: Oxford Handbuch der Klinischen Medizin, 3. Aufl. Huber, Bern 1990.

Hopf, R., B. Kunkel, H. Sievert: Kardiomyopathien. Aktuelles Wissen. Hoechst, Frankfurt 1990 (S. 1–49).

Kahle, W., H. Leonhardt, W. Platzer: Taschenatlas der Anatomie. Thieme, Stuttgart 1991.

Klima, G.: Schilddrüsensonographie. Urban & Schwarzenberg, München 1989 (S. 1–7).

Köhler, E.: Klinische Echokardiographie, 2. Aufl. Enke, Stuttgart 1989.

Köhler, E.: Ein- und zweidimensionale Echokardiographie mit Dopplertechnik. Enke, Stuttgart 1990.

Kruck, I., G. Biamino: Quantitative Methoden der M-Mode-, 2D- und Doppler-Echokardiographie. Boehringer, Mannheim 1988.

Kruck, I., et al.: Dopplerechokardiographie bei hypertropher Kardiomyopathie. Herz 12 (1987) 226–236.

Leech, G., J. Kisslo (dtsch.: E. Hoberg): Kursus der Echokardiographie. Medi-Cine, London 1981.

Moll, K.J., M. Lukoschus: Anatomie-Atlas, 2. Aufl. Jungionann, Winterthur 1990.

Most, E., S. Günter: In Stefan, G., E. Most: Echokardiographie. Thieme, Stuttgart 1981 (S. 5, 13–33, 36–145, 178–189, 194–209, 236–247, 254–256, 258–271).

Netter, F.H.: Farbatlanten der Medizin, 3. Aufl., Bd. I., Thieme, Stuttgart 1990 (S. 2–31).

Pfefferkorn, J.R.: Kinderechokardiographie. Thieme, Stuttgart 1988.

Reichert, B., Ch. Weinhold: Atlas der Herzchirurgie. Pharmazeutische Verlagsgesellschaft, München 1982 (S. 26–36).

Roskamm, H., H. Reindell: Herzkrankheiten. Springer, Berlin 1982.

Sandøe, E., S. Bjarene: Klinische Elektrophysiologie der Arrhythmien. Publishing Partner, Bingen 1991 (S. 1–27).

Schumacher, G., K. Bühlmeyer: Diagnostik angeborener Herzfehler, Bd. II. Perimed, Erlangen 1980 (S. 15–200, 201–340, 341–342).

Silbernagl, S., A. Despopoulos: Taschenatlas der Physiologie, 3. Aufl., Thieme, Stuttgart 1983 (S. 154–190).

Sobotta, J.: Atlas der Anatomie des Menschen, Bd. II. Urban & Schwarzenberg, München 1982.

Sold, G.: Zweidimensionale Echokardiographie. Methodik, Klinik, M-Mode- und Doppler-Echokardiographie. Urban & Schwarzenberg, München 1986.

Stapff, M.: Artefakte. Bildgebung/Imaging 56, Suppl. 2 (1989) 80–84.

Störk, T., C. Ewert, M. Mökel et al.: Lebensalter und linksventrikuläre diastolische Funktion: eine echokardiographische Untersuchung an Herzgesunden. Herz Kreisl. 23 (1991) S. 54–58.

Tanczes, P., N. Kostić, R. Buchwalsky: Echokardiographie im klinischen Alltag. Boehringer, Ingelheim 1982 (S. 1–24, 54–63, 90–99, 108–117, 174–195, 206–222).

Thomas, C., G. Gebert, V. Hombach: Herz und Gefäße. Schattauer, Stuttgart 1989 (S. 95–108).

21. Register

A

B

W

Z